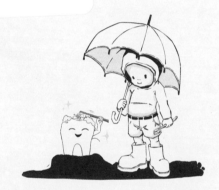

健康的牙齿，甜美的微笑，每个人都应该拥有！

·儿童篇·

牙齿的真相

顾问 白玉兴

主编 刘 敏 陈 薇

副主编 赵 梅 绘制 棉签医学

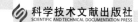
科学技术文献出版社
SCIENTIFIC AND TECHNICAL DOCUMENTATION PRESS

·北京·

图书在版编目（CIP）数据

牙齿的真相 / 刘敏，陈薇主编. —北京：科学技术文献出版社，2021.9
ISBN 978-7-5189-8052-9

Ⅰ. ①牙… Ⅱ. ①刘… ②陈… Ⅲ. ①小儿疾病—牙疾病—预防（卫生）—普及读物 Ⅳ. ① R788.01-49

中国版本图书馆 CIP 数据核字（2021）第 132824 号

牙齿的真相

策划编辑：王黛君 责任编辑：王黛君 吕海茹 责任校对：张永霞 责任出版：张志平

出　版　者	科学技术文献出版社	
地　　　址	北京市复兴路15号　邮编　100038	
编　务　部	（010）58882938，58882087（传真）	
发　行　部	（010）58882868，58882870（传真）	
邮　购　部	（010）58882873	
官 方 网 址	www.stdp.com.cn	
发　行　者	科学技术文献出版社发行　全国各地新华书店经销	
印　刷　者	北京地大彩印有限公司	
版　　　次	2021 年 9 月第 1 版　2021 年 9 月第 1 次印刷	
开　　　本	880×1230　1/32	
字　　　数	131千	
印　　　张	6.5	
书　　　号	ISBN 978-7-5189-8052-9	
定　　　价	45.00元	

《牙齿的真相》编委会

顾　问　白玉兴

主　编　刘　敏　　陈　薇

副主编　赵　梅

编　者　张　辉　　侯　玮鹏
　　　　石一谷　　孙　雯
　　　　李　杰　　任　雯

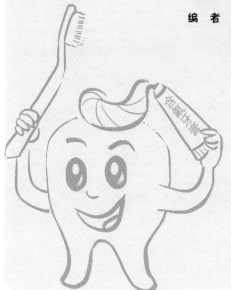

推荐序

口腔健康是全身健康的基础和重要组成部分。北京早在 2005 年就开展了中国第一个口腔公共卫生项目，拉开了中国口腔公共卫生的新篇章。经过十几年的努力，取得了显著成就。但随着社会经济的快速发展，糖摄入量增加，饮食结构日趋精细化，我国居民自我口腔护理和专业口腔保健的进步相对滞后，大众患龋风险在持续增加。为此，国家出台了一系列口腔健康促进的政策。对口腔健康而言，自我保健和护理是基础，具有决定性作用，特别在儿童阶段。因此，对儿童家长的口腔健康教育一直是我们工作的重点内容。

首都医科大学附属北京口腔医院的另一个"身份"是北京市牙病防治所，我们有一支充满热情、高效、有力的"牙防"队伍。他们数十年如一日地活跃在医院、学校、幼儿园和社区，牙病预防几乎是他们的全部，他们有坚定的"牙防"理想、扎实的理论基础，过硬的专业技术和丰富的实践经验。新型冠状病毒肺炎突发期间，口腔公共卫生的现场工作受阻，为了继续牙齿疾病预防的工作、为了更好地普及爱牙护牙知识，他们夙兴夜寐，汇集团队数十年的智慧，创作出这本书——《牙齿的真相》。

　　本书图文并茂，生动活泼，从家长的视角出发，揭开一个个牙齿的"小秘密"。希望大众能在轻松愉悦中获取口腔健康知识和技能，更加珍惜并保护好自己的牙齿，同时能激励和正向影响自己的家人及朋友。

　　健康的牙齿，甜美的微笑，是上天赐予每个人的礼物，您应该拥有！

白玉兴

北京市牙病防治所所长

自序一

　　牙好，胃口就好，吃得舒服、营养；牙好，气质就好，明眸皓齿、唇红齿白……牙不好，疼痛、流血、肿胀，吃不好睡不着；牙不好，不得不选择"笑不露齿"，哪里去找开朗明媚？

　　牙不好可真不是个小事，不仅影响美观，而且影响生活质量，甚至生命健康。牙齿健康会受到一些先天因素的影响，但良好的饮食习惯和口腔卫生习惯才是爱牙护齿的根本。不管先天条件好或者差，只要个人努力，再辅以专业牙医的帮助，每个人都可以拥有健康的牙齿。现实中很多人的牙齿问题，要么是努力的方向不对，要么是努力的程度不够。

　　有人说，"我知道怎么爱护牙齿，但就是做不到"。那说明他还不是真的知道，没有真正理解爱护牙齿的内涵，没有真正去操作实践，也从来没有从中收获切实的益处，因此没有体会到牙齿健康的重要性。"饮食有度，保持口腔卫生"这句话看上去简单，但真正做到位并长期坚持下去很不容易。

　　推动群体和个体的牙病预防，是我们北京"牙防"人的职责。"牙防"梦，中国梦！预防牙病，守护健康！是"牙防"人魂牵梦系的理想。一代又一代"牙防"人为此坚持不懈、努力奋斗了 30 余年。为了更好地普及爱牙护牙、防牙病知识，我们创作了《牙齿的真相》一书，将积累多年的工作经验和教训，逐一在书中与您分享。

本书特别献给新生宝宝的爸爸妈妈。孩子从小养成良好的口腔卫生习惯将受益终生。有健康才有一切。孩子是家庭的希望，祖国的未来。孩子健康的口腔，甜美的微笑，我们愿意与您一起守护。

最后，赠您一首《卜算子·爱牙》，祝愿您笑口常开，健康幸福！

卜算子·爱牙

齿本从骨生，皓固载美誉。

坠落红尘难自律，满嘴枯槁蛀。

饮食终有度，清扫日日修。

随心所欲不逾矩，唇齿香留住。

刘 敏

自序二

作为从医 30 年的口腔预防医生，除了在门诊给患者看牙，多年来我经常走出医院，去幼儿园、学校、社区开展口腔健康讲座，给老百姓普及口腔保健知识，让更多的人重视口腔健康，建立健康的饮食习惯和口腔卫生习惯。在实践中，我越来越意识到：患者口腔健康靠的不是医生，而是靠患者自己去维护！口腔医生应该多做科普，多指导大众，口腔疾病完全是可以预防的！

儿童，是家庭的希望，祖国的未来。然而，口腔疾病是儿童中最好发的常见病之一。据 2015 年全国调查显示，我国 3 岁儿童患龋率为 50.8%，4 岁为 63.6%，5 岁高达 71.9%，其原因多与不良喂养习惯和牙齿不清洁等生活习惯有关。因此，我们出版这本书的目的就是为了让年轻的爸爸妈妈知道如何科学喂养婴幼儿，知道何时以及如何给宝宝刷牙，让孩子健康成长，远离蛀牙！

口腔保健从零岁开始。家长是孩子最好的保健医，也是第一责任人！小小牙齿中有很多奥秘，希望您好好阅读这本爱牙秘籍——《牙齿的真相》，它有助于您科学育儿。祝福您与宝贝一起快乐成长、健康成长！

陈 薇

目 录

第三章　3～6岁幼儿期口腔保健

引 子

牙齿的故事，从这里开始……

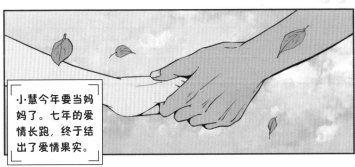

小慧今年要当妈妈了。七年的爱情长跑，终于结出了爱情果实。

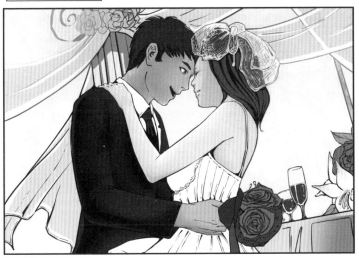

怀孕期间，她成了全家重点照顾对象。
家人热切地盼着，等候着家庭新成员的到来。等待
的日子每一天都显得那么漫长，既煎熬又幸福。

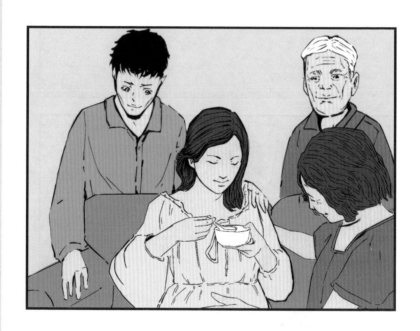

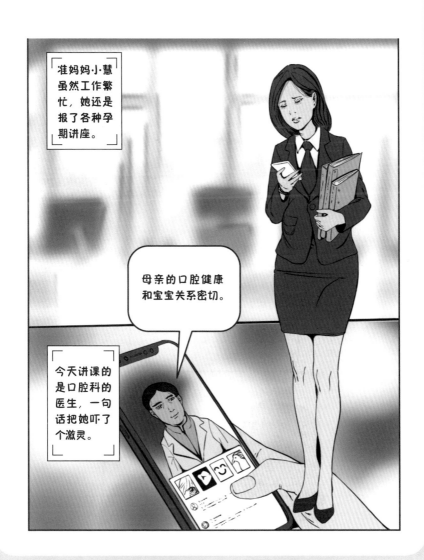

准妈妈小慧虽然工作繁忙，她还是报了各种孕期讲座。

母亲的口腔健康和宝宝关系密切。

今天讲课的是口腔科的医生，一句话把她吓了个激灵。

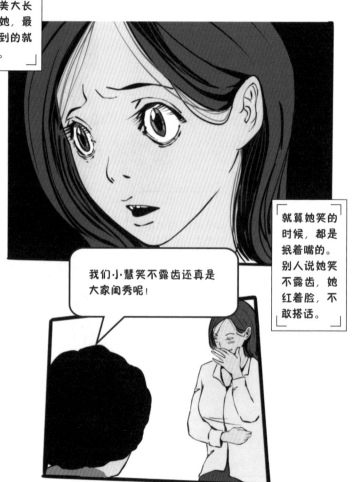

小慧出了一身冷汗，肤白貌美大长腿的她，最怕提到的就是牙。

就算她笑的时候，都是抿着嘴的。别人说她笑不露齿，她红着脸，不敢搭话。

我们小慧笑不露齿还真是大家闺秀呢！

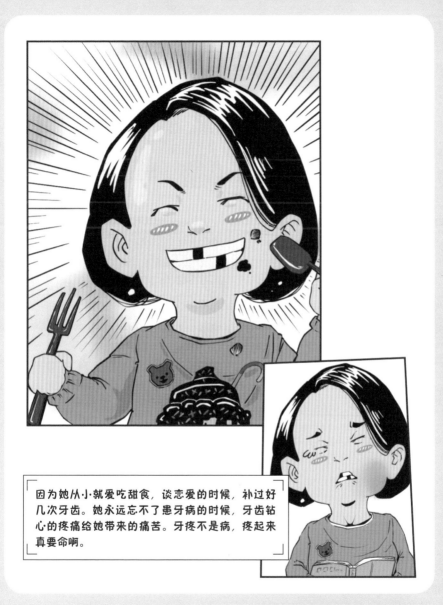

因为她从小就爱吃甜食，谈恋爱的时候，补过好几次牙齿。她永远忘不了患牙病的时候，牙齿钻心的疼痛给她带来的痛苦。牙疼不是病，疼起来真要命啊。

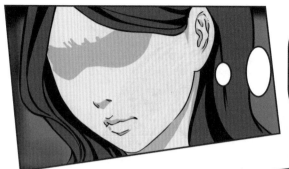

我的坏牙，
会遗传给宝
宝吗？

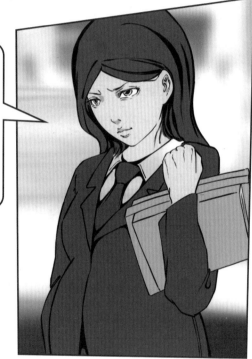

不，绝对
不能让宝
宝跟自己
一样！

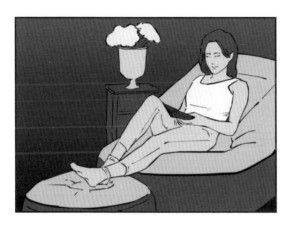

直到她看到了这本书，一切的焦虑方才缓解。

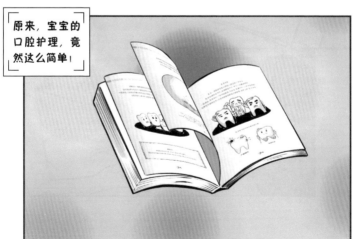

原来，宝宝的口腔护理，竟然这么简单！

小慧不知不觉地沉浸其中……

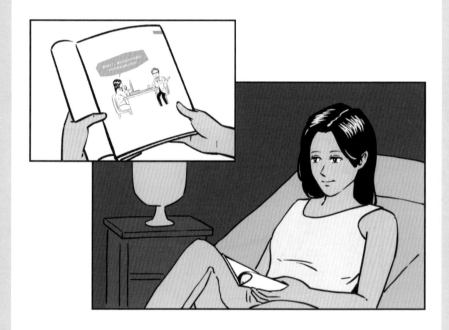

第一章　认识牙齿

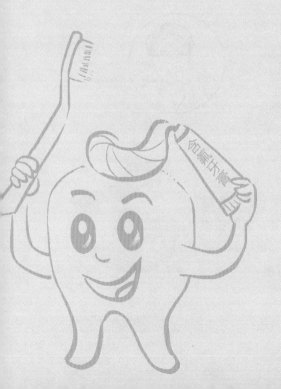

第一节 牙，不只是用来吃饭的

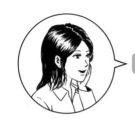

牙齿除了吃饭，还有什么功能？

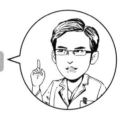

且听我慢慢道来。

牙齿，是人体最硬的器官

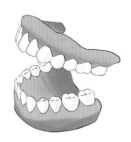

牙齿是高度钙化的组织，也是人体最硬的器官。如果按照硬度来算，金刚石的硬度是 10，牙齿的硬度是 8，钢铁的硬度是 5～7，可见牙齿的坚硬程度。

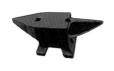

提到牙齿的作用，我们第一个想到的就是吃。《难经·四十四难》中曾经说："齿为户门。"《难经集注》中则说："齿为户门者，为关键开合，五谷由此摧废出入也。"

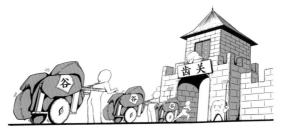

我们的食物，正是通过牙齿切割，进入我们的肠胃，从而进一步被吸收。

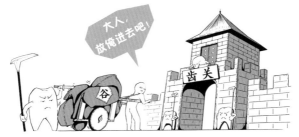

如果没有牙齿，"八百里分麾下炙"就不再是豪情万丈，只能是噎得难受了。

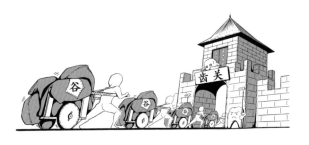

然而牙齿 除了吃饭 还有别的 功能吗?

牙齿还是感觉器官

我们牙齿内部的牙髓有丰富的神经和血管。有血管，就会有营养提供给牙齿；有神经，就会有感觉传递到大脑。比如，牙齿龋坏，吃到刺激的食物后会出现牙痛，这种疼痛感觉就是由神经传达给大脑的。

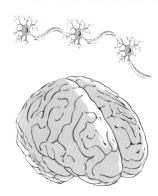

当然牙齿还能感受到一些很微妙的变化。

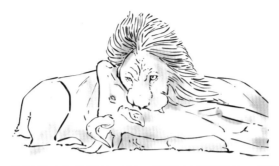

比如，我们看动物世界的时候，经常会看到猎豹、狮子残忍地扑杀羚羊，但也可以看到它们温柔地叼起幼仔转移、迁徙。

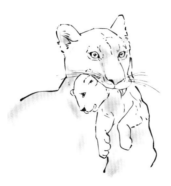

这说明牙齿的感觉精细微妙，而且运用自如。

牙齿还可以增强记忆、调节情绪

《黄帝内经·素问·宣明五气》说："肾主骨，肾藏志。"《杂病源流犀烛·口齿唇舌病源流》说："齿者，肾之标，骨之本也。"志，就是记忆，齿作为骨在外表的显露，似乎与记忆有千丝万缕的联系。道家的养生功法"叩金梁"，就是通过叩齿，让人元气充沛，记忆力不衰退。

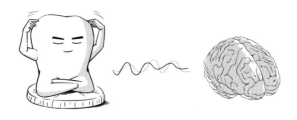

现代医学对于记忆和牙齿的关系，虽然很难形成定论，但有大量的证据证明，牙齿和记忆绝非无关。有流行病学显示，牙齿缺失是导致阿尔茨海默症的危险因素之一。

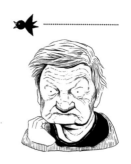

牙齿还有预防焦虑的功能。有人把老鼠分为两组，一组老鼠增加咀嚼刺激；另一组老鼠减少咀嚼刺激。结果发现，增加咀嚼刺激的老鼠，其焦虑情绪明显缓解；相反，减少咀嚼刺激的小鼠，其焦虑情绪明显上升。

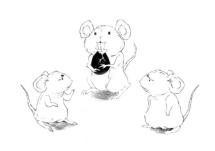

牙齿还能维持面部美观

房子好不好看，主要看外观，但房子的牢固度还得靠钢筋结构。

对于人体来说，肌肉就是水泥，骨骼就是钢筋结构。如果放到面部，钢筋结构除了骨骼之外，还有牙齿。

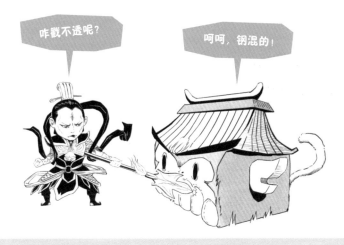

面部肌肉线条的走向，也有一部分受到了牙齿的影响。

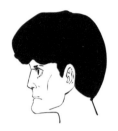

如果没有牙齿，我们两颊面部肌肉就会凹陷。

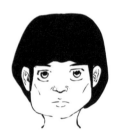

如果牙齿龋坏或缺失，长期偏侧咀嚼，就会导致脸型不对称。

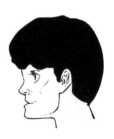

如果下牙突出，就成了"地包天"，也就是月牙脸，又称"兜齿"。

牙齿还有承担发音的功能

有句话说得好，"牙如果掉了，吹牛都漏风"。这并非是戏言，而是有科学依据的。我们在发音的时候，口腔会把嗓子里传来的声音转化成正确的发音，而这个转化，则是通过牙齿和舌头的配合来完成的。不管是舌头不利索，还是牙齿不齐全，口腔正确发音的功能都会受到影响。

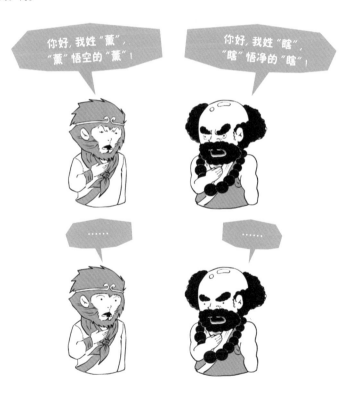

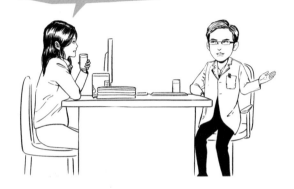

第二节　牙齿的结构，精巧而神奇！

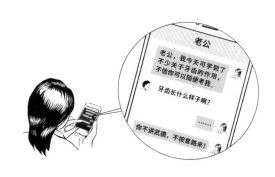

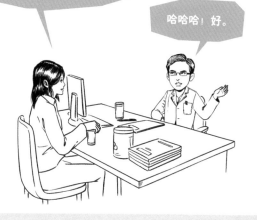

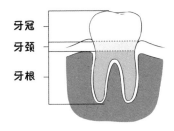

牙冠
牙颈
牙根

牙齿，从外观看，由牙冠、牙颈、牙根构成。

露在外面的，叫作牙冠，埋在牙槽骨里的叫作牙根，连接牙根和牙冠的，叫作牙颈。

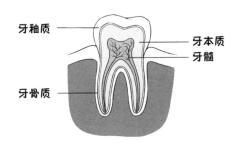

牙釉质
牙本质
牙髓
牙骨质

从外到内，牙冠最外层是牙釉质，中间是牙本质，最里面则是一个空腔——髓腔，容纳着牙髓。牙根表面没有牙釉质，由牙骨质覆盖。

牙釉质

牙釉质包在牙冠最外层，是牙的一层护甲，它保护着下面的牙本质和牙髓。它是人体最硬的物质。

牙釉质 95% 以上是无机物，主体是由羟基磷灰石构成，极其耐磨。

牙齿越透明，表面越光亮，牙釉质的矿化程度越高，也就越硬越健康。

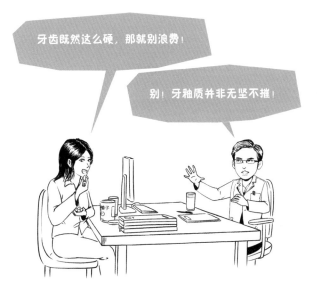

牙齿既然这么硬，那就别浪费！

别！牙釉质并非无坚不摧！

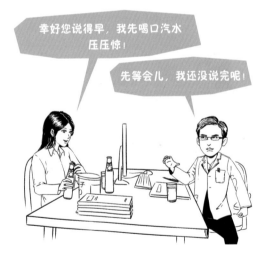

为什么呢？牙釉质不是很硬吗？

　　牙釉质虽硬，但也很脆，咬瓶盖，咬太硬的东西，都容易引起牙釉质的崩裂，而且这些也不该是牙釉质分内的事。

幸好您说得早，我先喝口汽水压压惊！

先等会儿，我还没说完呢！

其实，牙釉质也禁不住酸的长期腐蚀。某些细菌能够把糖转化成酸性物质。如果我们平时爱吃甜食、爱喝甜饮料又不好好刷牙，这些细菌趁机美美地享受甜食，代谢产生大量酸性物质，就会让牙釉质软化，矿物质流失，牙齿失去光泽，出现小洞，最终成为大大的龋洞。

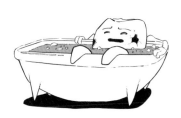

最后，也是**最重要的一点，牙釉质不可再生**。牙釉质是在胚胎期到儿童时期发育矿化完成的，所以当牙齿萌出以后，牙釉质如果损坏，就无法再自己长好了。

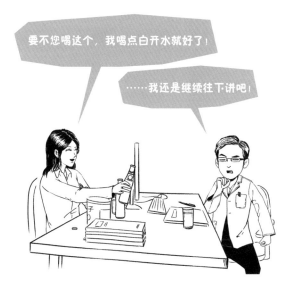

在牙颈部，牙釉质和牙骨质连接在一起的地方比较薄弱。如果由于某些原因（如太用力横向刷牙）损伤了这里，就会出现牙齿敏感的症状。

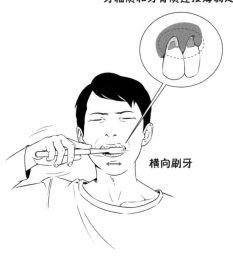

牙釉质和牙骨质连接薄弱处

横向刷牙

牙本质

牙釉质内层是牙本质，也是构成牙齿主体的硬组织。但与牙釉质不同的是，牙本质有机物含量高，大约有 20%，所以，它的硬度就不如牙釉质。牙本质内部还有一些排列规则的细管道，管道内有神经纤维。

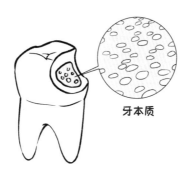

牙本质

如果牙釉质缺损，牙本质暴露了，我们就会明显感受到冷、热、酸、甜的刺激，一般会有酸痛感。老百姓常把这种感觉称为"牙齿过敏"。

没错，这就要说到为什么会牙痛了！

牙齿过敏我知道，跟过电一样，来得突然，去得也快，那酸爽……

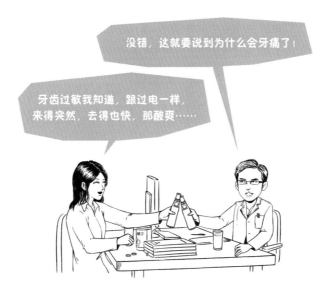

牙髓

牙本质内部，还有一个空心的管腔，牙冠部分的管腔我们叫它髓腔，牙根部分的管腔我们叫它根管，里面藏着牙髓，俗称"牙神经"。

牙髓组织并不只有神经，它还包含血管、淋巴和结缔组织。

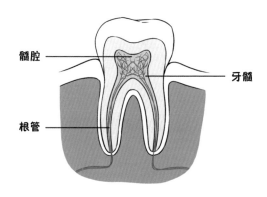

牙髓的功能，一是给牙齿提供营养，二是感知外界刺激。

牙髓组织位于牙髓腔中，四周被硬组织包绕，一旦发生龋齿（蛀牙），牙髓遭受细菌感染发生炎症，炎症渗出物不易引流，髓腔内压力很快增高，会产生难以忍受的剧烈疼痛——牙痛不是病，痛起来真要命，说的就是牙髓发炎了。

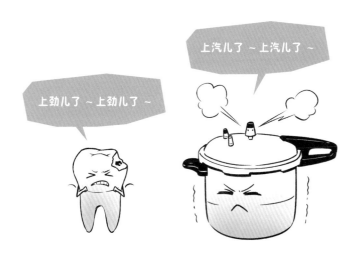

牙骨质

牙根表面没有牙釉质，而是覆盖了一层牙骨质，构造和硬度接近于骨骼。它借助牙周膜纤维将牙齿固定在牙槽骨中。

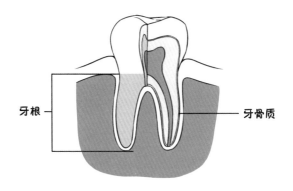

牙周组织

"一个好汉三个帮，一个篱笆三个桩"，牙齿也一样，牙并不是一个孤立存在的器官，它周围还有其他的伙伴，也就是牙周组织。

牙周组织就像土壤一样支持、固定和营养牙齿，由牙龈、牙周膜、牙槽骨和牙骨质组成。

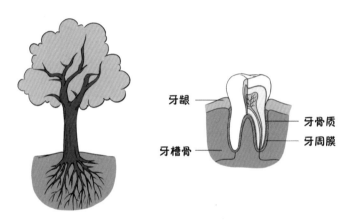

牙龈是紧贴于牙颈及邻近的牙槽骨上粉红色的软组织，正常的牙龈为粉红色，质地坚韧，微有弹性，故能承受咀嚼压力，耐受食物的摩擦。

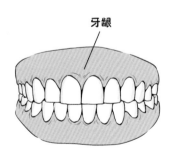

牙槽骨是包围在牙根周围的颌骨的突起部分，牙槽骨可以形成牙槽窝，我们的牙根就被容纳在里面。它是牙齿的后盾，牙齿稳固主要靠它。

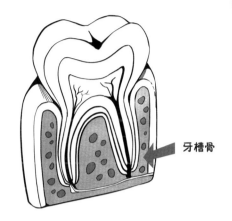

牙槽骨

牙周膜又叫牙周韧带，它是致密的纤维组织，一端埋入牙骨质，一端连接牙槽骨，把牙齿牢固地固定在牙槽窝中。它具有一定的弹性，这种弹性可以缓冲牙齿咀嚼时产生的冲击力。

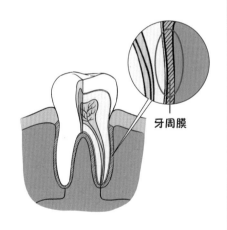

牙周膜

牙齿和牙周组织关系密切，牙槽骨和牙周膜的血管、神经通过根尖孔与牙髓的神经、血管相连接，将营养物质通过血液供给牙髓，营养牙齿。没有健康的牙周组织，就没有健康的牙齿。

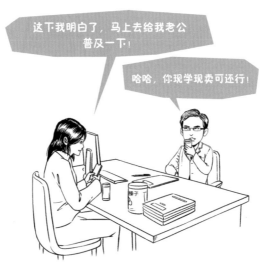

第三节　牙齿健康的标准，你真的了解吗？

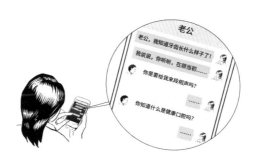

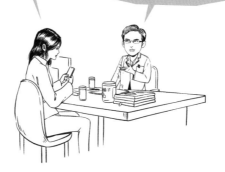

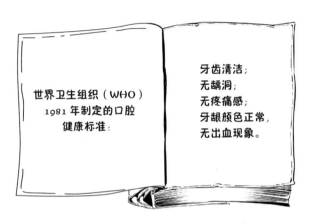

世界卫生组织（WHO）1981 年制定的口腔健康标准：

牙齿清洁；
无龋洞；
无疼痛感；
牙龈颜色正常，
无出血现象。

牙齿清洁

从我们牙齿萌出开始，细菌也逐渐在口腔内产生并附着在牙齿表面，形成一层黏黏的生物膜，也就是"牙菌斑"。

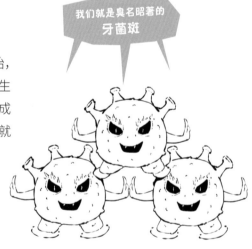

我们就是臭名昭著的
牙菌斑

牙菌斑非常喜欢碳水化合物、甜食、含糖饮料，
它们把食物残渣、饮料中的糖分当作食物，
代谢产生大量酸性物质。

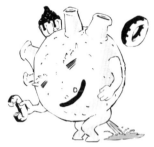

牙齿最怕的就是酸，
听说过"水滴石穿"的典故吧？
如果我们刷牙马马虎虎或者经常吃甜食，
酸长期腐蚀牙齿，日积月累，
就算比钢铁还坚硬的牙釉质，
终有一天也会破损、崩解。

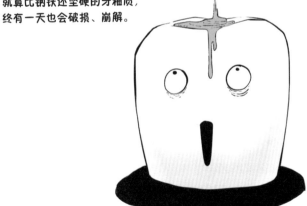

如果我们少吃甜食，饭后漱口，早晚刷牙，面面刷到，保持口腔清洁，对于细菌来说，就是釜底抽薪，没有了食物，没有了糖，我们的牙齿就安全了。

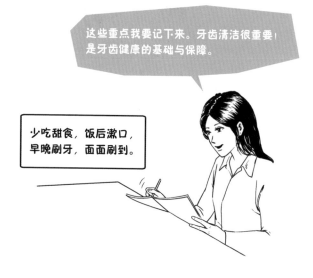

无龋洞

龋齿是影响儿童健康的常见病、多发病。据统计，我国 71.9% 的 5 岁儿童的乳牙都有龋齿。

龋齿不一定疼痛，因为在龋齿早期，没有伤及牙神经，人是没有什么感觉的。只有到了晚期，才会出现疼痛。

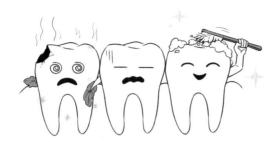

如果发现牙齿变黑，或者吃东西感觉塞牙，应该提高警惕，尽早就医。早期治疗既简单又没疼痛。

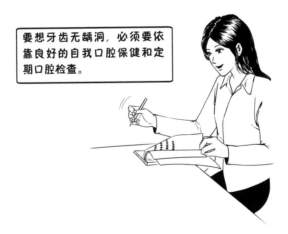

要想牙齿无龋洞，必须要依靠良好的自我口腔保健和定期口腔检查。

无疼痛感

健康的口腔应该是舒适的，不会有疼痛感。如果出现疼痛或不适，即便没有看见牙洞等明显的问题，也需要做详细的口腔检查，因为除了龋病，可能还有其他口腔问题会造成疼痛。

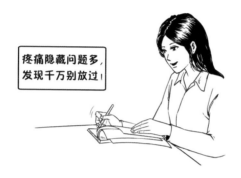

疼痛隐藏问题多，发现千万别放过！

牙龈颜色正常，无出血现象

牙龈是重要的牙周组织之一，粉红色、质地有韧性的牙龈是牙周健康的重要标志。

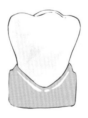

正常的牙龈

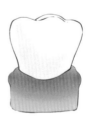

充血水肿的牙龈

牙周疾病的早期表现就是牙龈炎症。牙龈炎症的常见表现有两种。

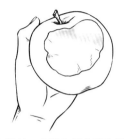

吃水果时，水果上面会有血印

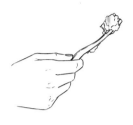

刷牙时也会出血

除了极少数是由于血液疾病引起的以外，牙龈出血最常见的原因就是牙龈被细菌刺激而发炎。这往往是由于牙齿和牙龈表面太脏，上面堆积的细菌产生了很多代谢产物和毒素，这些物质会让牙龈内的毛细血管变脆，最终导致牙龈出血。

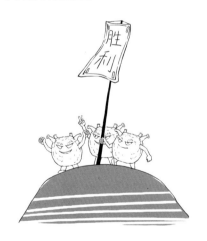

如果长此以往，细菌毒素和炎性物质还会进入深部牙周组织，导致牙槽骨吸收。在这个时候，炎症导致的口臭倒是其次，随后引起的牙齿松动、脱落才是一等一的大事。

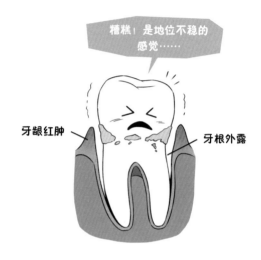

糟糕！是地位不稳的感觉……

牙龈红肿

牙根外露

牙齿就像大树，牙龈、牙槽骨就是土壤，水土流失了，大树也就摇摇欲坠了。

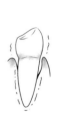

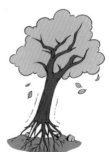

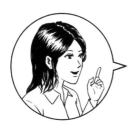

原来是这样！牙龈不出血，牙周就健康，牙生长环境就健康！

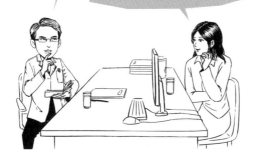

考考你啊，什么是 WHO 口腔健康的标准？

牙齿清洁；无龋洞；无疼痛感；牙龈颜色正常，无出血现象。

为了牙齿健康，为了牙周健康，让我们拿起牙刷、牙线，清洁牙菌斑，对抗细菌吧！

第四节 龋齿是怎么发生的？

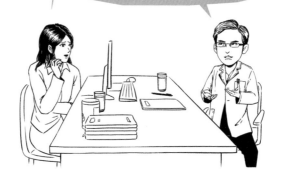

医生，为什么我有蛀牙呢？

蛀牙，医学上称为"龋齿"。
说起龋齿，历史真就长了。

古代人当时的认知是：牙坏了就是牙里有虫子。

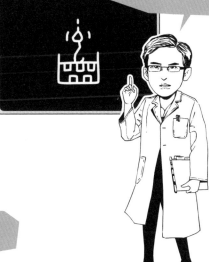

从古代的文字中我们可以看出，当时的人认为龋齿是牙齿里钻进小虫子了。

那龋齿究竟是怎么形成的呢？

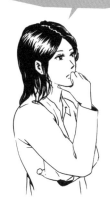

其实啊，龋齿是由细菌引起的，并且龋齿是细菌和糖共同作用的结果。但蛀牙这个名词，因为过于生动，就被大家广泛应用了。

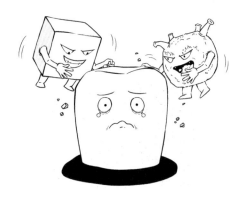

　　龋齿，是我们很多人一生都绕不开的一个话题。我国口腔病患病率较高，12 岁儿童恒牙患龋率为 38.5%，5 岁儿童乳牙患龋率为 71.9%。

　　龋齿的形成就像老鼠钻洞一样，由浅入深，由小到大，而且经常表面看起来不太明显。

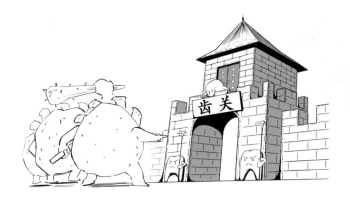

龋齿轻重程度的区分，在医学上分为浅龋、中龋、深龋。

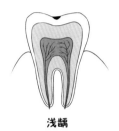

浅龋

浅龋：龋坏限于牙釉质，有很小、很浅的洞，没有自觉症状，探查也没有反应。

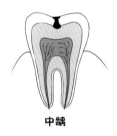

中龋

中龋：龋坏已经达到牙本质，有龋洞，对外界的冷、热、酸、甜刺激有感觉，尤其是对甜的更敏感。

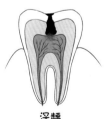

深龋

深龋：龋坏已经达到牙本质深层，有较深的龋洞，距离牙髓很近，对外界刺激反应更敏感。

一般来说，有三类人最容易被"龋"关照。

好甜！兄弟们，冲呀！

饮食习惯不良：
喜欢食用甜点、饮料等含糖量较高的食物。

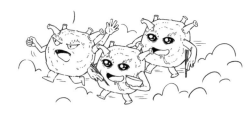

他不爱刷牙！兄弟们，冲呀！

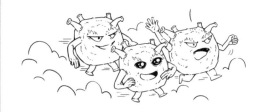

口腔卫生欠佳：
不刷牙或刷牙效果不好。

好弱的防守！兄弟们，冲呀！

抗龋能力较差：
如唾液分泌较少，牙齿排列不整齐，或牙齿发育不良等。

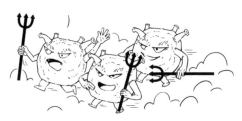

龋齿的发病一般是一个非常缓慢的过程。但绳锯木断，水滴石穿，如果龋齿没有早发现、早治疗，细菌迟早会蛀空牙齿。

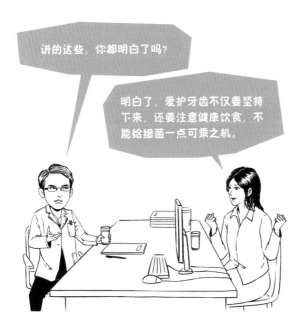

第五节　牙齿变黑一定是龋齿吗？

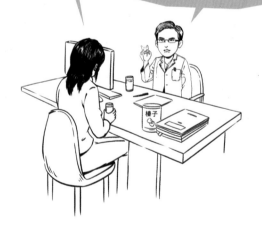

您刚才说龋齿初期就是一道黑线，那牙齿变黑一定就是龋齿吗？

不一定！有些龋齿未必变黑，变黑也未必是龋齿！

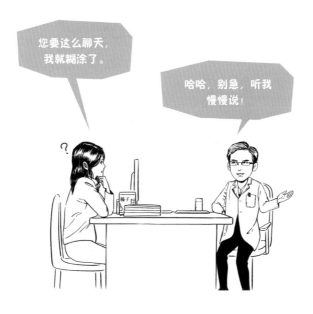

　　如果牙齿变黑了，而且牙齿外形也不完整，有破损了，有洞了，那大概率就是龋齿，应尽早去医院治疗。还有一种不变黑的龋齿，就是最常见的婴幼儿"奶瓶龋"。

　　奶瓶龋好发于婴幼儿的上前牙，主要与婴幼儿含着奶嘴入睡，以及夜间喂夜奶次数过多有关。

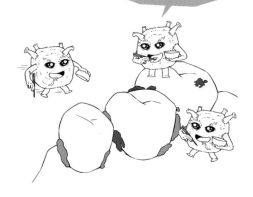

　　高糖食物是细菌的最爱。奶汁含糖量很高，如果宝宝夜间频繁喝奶又不清洁口腔，牙齿上残留的奶汁会被细菌分解产生大量酸性物质，宝宝洁白整齐的牙齿长时间浸泡在酸里，最终会被腐蚀成支离破碎的"蛀牙"。

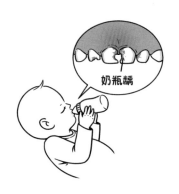

　　"奶瓶龋"早期脱矿表现为牙齿表面可见白垩色斑块（白色不透明斑块），如果不控制，牙面被腐蚀剥脱，质地会变软，颜色可能是乳白色或淡黄色，久而久之牙齿就出现龋洞。

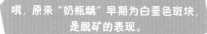

哦，原来"奶瓶龋"早期为白垩色斑块，是脱矿的表现。

没错，我再给你讲讲牙齿变黑为什么不是龋齿。

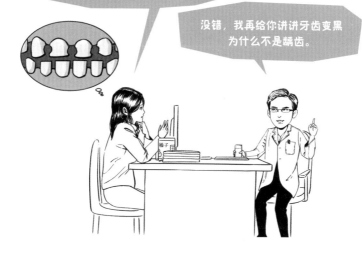

　　牙齿变黑另一种情况就是色素沉着，此时牙齿是完好的，儿童乳牙色素沉着主要来源于食物，如巧克力、可乐，或者"止咳糖浆"类的中药。另外，对于成年人，如果牙齿长期没刷干净，茶渍、烟斑也容易导致色素沉着。

　　外源性色素沉着导致的黑牙不会增加儿童患龋风险，主要是影响美观。

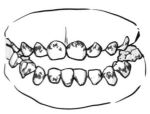

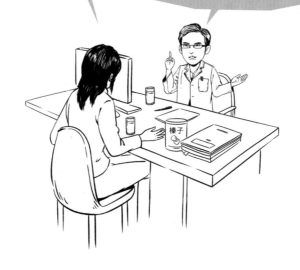

第六节　不认真刷牙会离"杀神经"越来越近！

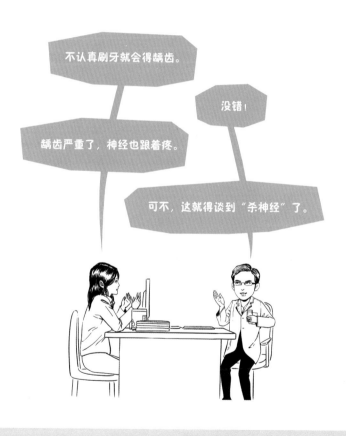

不认真刷牙就会得龋齿。

没错！

龋齿严重了，神经也跟着疼。

可不，这就得谈到"杀神经"了。

咱们常说的"杀神经"，在医学上称为"根管治疗术"。

前面我们介绍过牙齿并不是实心的，中空的位置充满了牙髓，牙髓中有神经、血管等组织。

一旦龋齿进展到了牙髓，就会导致牙髓炎，那么我们只能把感染的牙髓去掉，对已污染的髓腔和根管进行消毒灭菌，并用对人体无害的材料把它严密充填，这个过程就是"杀神经"。

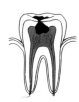
①牙神经发炎

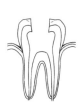
②打开牙髓腔，取出发炎神经

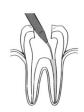
③根管清理与消毒

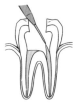
④根管充填

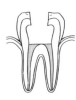
⑤封闭牙髓腔

⑥戴牙冠保护

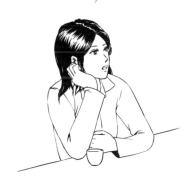

那一般什么情况下需要根管治疗呢？

牙髓炎

有的人牙髓发炎会疼到难以忍受的剧烈程度，然而也有的人牙髓炎云淡风轻，毫无感觉。因为牙髓炎也分急性、慢性。一旦医生确诊为牙髓炎，都要进行根管治疗。

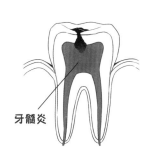

牙髓炎

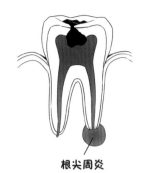

根尖周炎

根尖周炎

牙髓感染的时间长了会慢慢坏死，不及时控制，炎症继续发展，会侵犯牙根周围的骨组织，这时候如果再不进行根管治疗，那么牙齿慢慢也就土崩瓦解了。

牙髓炎和根尖周炎的牙齿都有可能给你带来剧烈的疼痛，这个时候，你的牙齿里类似高压锅煮肉，在牙齿这个基本密闭的空间里，牙髓内的液体迅速增多，压力骤然增大，它的能量无处宣泄，造成你的疼痛无法形容。这种情况必须尽快去医院紧急处理。

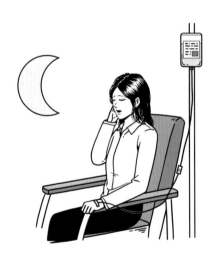

并不是有炎症必然疼痛。也有很多的牙髓炎和根尖周炎患者没有明显的感觉，因为慢性的炎症有可能长期与你共存。但请你不要忽视它，发现了牙洞尽快去治疗，不要等到了牙髓炎疼痛难忍时才追悔莫及。

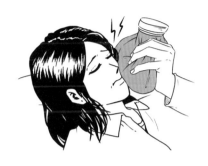

　　做完根管治疗的牙齿通常需要做牙冠（牙套），因为牙髓没有了，牙齿失去了营养的支持会变得脆一些，容易折断，牙冠（牙套）相当于牙齿的防护帽，让你的咀嚼过程更加安全。

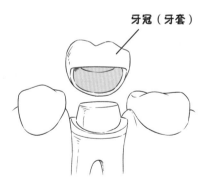

牙冠（牙套）

根管治疗后，尤其是根尖周炎的患者可能还需要拍 X 线片复查，周期一般为三个月、半年、一年、两年或更长。

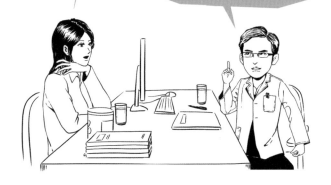

既然牙髓发炎这么可怕，治疗这么复杂，那为什么我们要等到它发炎再治呢？

说得对！我们应该保护好自己的牙齿，尽量避免牙髓炎的发生。平常保持口腔卫生，坚持定期口腔检查，如果能做好预防工作，做到早发现、早治疗，那么远离这些痛苦不是梦。

第七节　父母牙齿不好会遗传给宝宝吗？

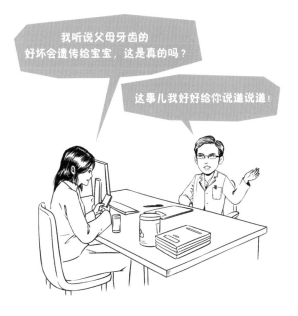

从目前的研究结果来看，牙齿的结构、形态、大小，以及牙弓形态、唾液等有一定的遗传性，这些遗传特性可能会导致下一代更容易发生龋齿。

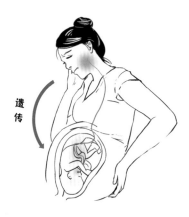

遗传

虽说龋齿有一定的遗传倾向，但遗传并不是龋齿发生的关键因素。除了生物学上的遗传，家长往往和宝宝有共同的饮食习惯、生活方式。父母牙齿不好，通常意味着饮食习惯、生活方式不好，容易导致宝宝发生坏牙，因此，后天行为才是重点。

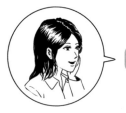

哪些行为容易引起龋齿呢？

婴儿期阶段，如果父母习惯亲宝宝嘴，用嘴接触宝宝奶嘴、勺子，或者把嚼碎的食物直接喂给宝宝，就可能会在不经意间，把成人口腔中的致龋菌通过唾液传给宝宝。这些不良行为是导致宝宝发生龋齿的一个重要原因。

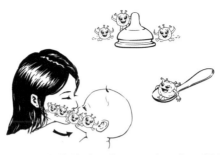

　　另外，龋齿还与宝宝的饮食习惯、口腔卫生习惯及家庭因素密切相关。有些父母自身深受口腔问题困扰，有了宝宝以后，会更加关注宝宝的口腔健康。

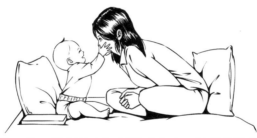

　　可见，父母的口腔保健意识是影响宝宝口腔健康的重要因素，后天的自我保护才是重点，家长必须要树立坚定的信心和态度。

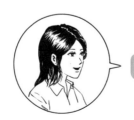

那该怎么降低风险呢？

不要带着牙病怀孕

准备要宝宝的女性要提前到正规医院口腔科进行全面的口腔检查，并彻底治疗口腔疾病。主要内容包括：

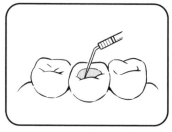

①填充龋洞，如有牙神经发炎的牙齿要及时做根管治疗。

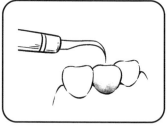

②牙周洁治（洗牙）或者牙周系统治疗。孕妇若患有牙周病，早产和生出低体重新生儿的风险会增加。

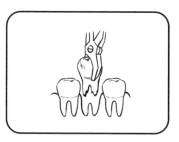

③拔除残根、残冠或存在问题的智齿。

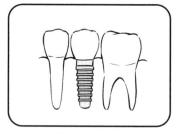

④规范修复（包括种植）缺失牙齿。

这些口腔治疗的目的都是降低孕妈妈在整个孕期出现牙疼、牙床肿痛、牙龈出血、咬物不适等症状带来的不适感以及孕期治疗带来的各种风险。另外，口腔治疗需要一定的周期。如果存在以上问题，在备孕前需要预留充足的时间以完成口腔治疗。

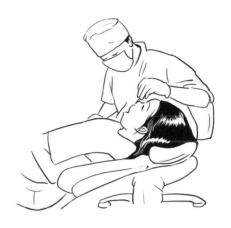

做好孕期口腔保健

1. 要坚持早晚用含氟牙膏刷牙。

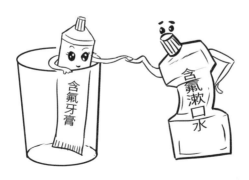

孕早期可能有妊娠反应，刷牙容易恶心，建议调整刷牙时间，趁不恶心的时候刷牙。另外，可选择长柄、小头牙刷，刷牙时头稍微向下低；选择泡沫少、味道温和的牙膏；还可以搭配含氟漱口水，增加牙齿抗龋能力。

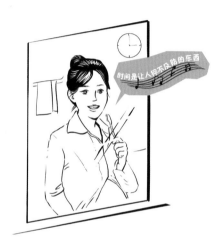

2. 每天坚持用牙线清除牙齿邻面的菌斑。

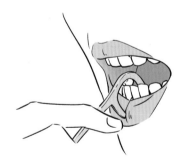

3. 怀孕期间，孕妇吃得会多一些，尽量少吃甜、软、黏等易致龋食品。

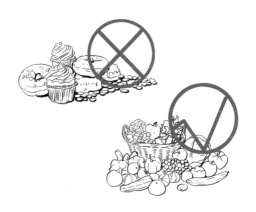

4. 每次进食后，要充分漱口，减少食物残渣残留。

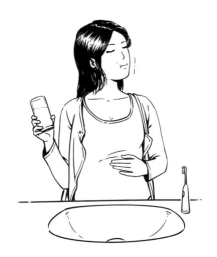

如果孕妈妈存在口腔问题，一定要尽早去正规医院口腔科找医生诊断治疗。

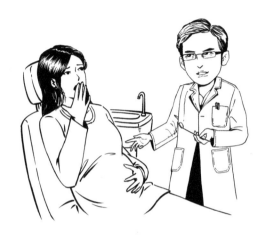

孕妈妈也要多学习婴幼儿的保健知识，掌握正确的婴幼儿口腔护理方法，为迎接宝宝做好准备！

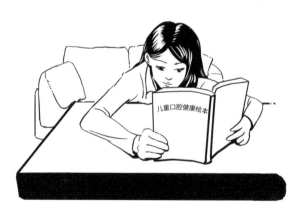

父母是孩子的第一任老师，父母的观念、态度等都可能会影响孩子的一生，口腔保健习惯的养成也不例外。

正确的口腔健康教育，决定孩子的一生

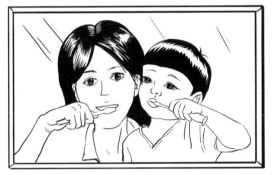

在成人看来，口腔清洁是一个操作简单的事情，但对于孩子来说，把牙齿彻底刷干净并非一件容易的事。

从最初婴儿阶段给孩子刷牙和使用牙线，到孩子上幼儿园后手把手教孩子刷牙，再到最后让孩子独立完成刷牙、使用牙线等过程，每一点进步都离不开家长的帮助和鼓励。

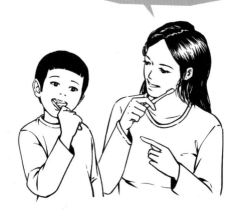

轻轻地上下刷，别咽牙膏泡沫，别咬牙刷哦！

　　家长们要有耐心，不可以偷懒，更不能强迫甚至打骂孩子。家长应该言传身教，如通过与孩子一起刷牙、讲故事、看动画、做游戏等轻松的方式让孩子慢慢喜欢上刷牙。

　　在孩子刷完牙后，家长帮忙检查牙齿是否清洁干净，如果没刷干净需要帮孩子再补刷一遍。

　　家长要多多鼓励和表扬孩子刷牙，让孩子有成就感，这样更容易把爱牙的好习惯坚持下来，让孩子受益一生。

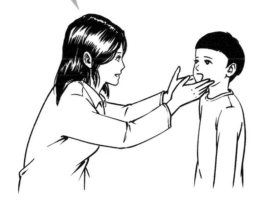

下面章节我们就来具体说说每一阶段的口腔保健要点。

第二章　0～2岁婴幼儿口腔保健

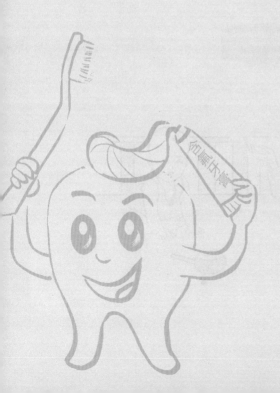

第八节　亲宝宝的时候，可能是在害宝宝！

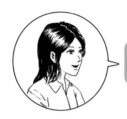

一年不见，我又来麻烦您了！您看，这是我的宝宝帅帅！

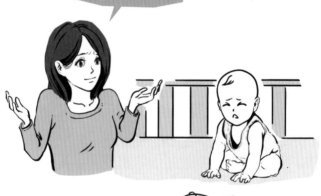

亲生的，没毛病。

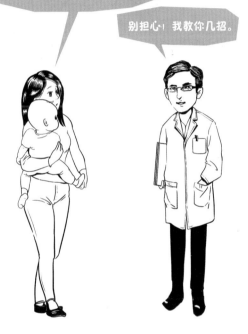

我朋友家的宝宝得了蛀牙，我心里就担心帅帅了。您说我自己牙就不好，有什么办法不让孩子的牙坏啊？

别担心！我教你几招。

　　龋齿是细菌感染性疾病，罪魁祸首是致龋菌。

　　婴幼儿期是人生的起始阶段，口腔菌群从无到有，从不稳定到初步成熟。成年人口腔中的致龋菌能通过唾液传递给宝宝。因此，要想降低宝宝患龋齿的风险，第一个法宝就是要做到减少口腔致龋菌的传播。

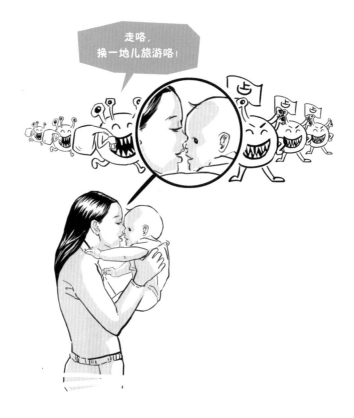

以下两点对宝宝的口腔护理很重要。

1. 看护宝宝的人要做好自己的口腔卫生维护。

宝宝看护者要每天刷两次牙，每天使用牙线，拔除烂牙根，填充龋洞，定期洗牙，让狡猾的致龋菌无处藏身。

每天刷两次牙　　　　每天使用牙线　　　　拔除烂牙根

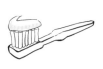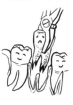

填充龋洞　　　　　　　定期洗牙

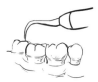

2. 家长要避免与宝宝唾液接触。

　　家长不要嘴对嘴亲吻宝宝、不要嚼碎食物喂宝宝、不要用嘴试宝宝食物的温度、不要和宝宝共用餐具。总之一句话，切断一切细菌由家长口中传递到宝宝口腔的通道。

不要嘴对嘴亲吻宝宝　　　　　　不要嚼碎食物喂宝宝

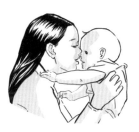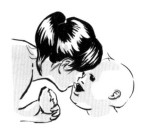

不要用嘴试宝宝食物的温度　　　不要和宝宝共用餐具

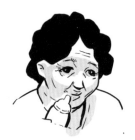 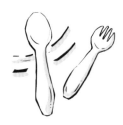

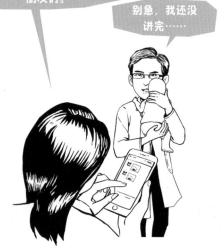

明白了，我赶紧告诉我的朋友们。

别急，我还没讲完……

第九节 这样喂养宝宝，既营养又能保护牙齿！

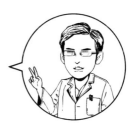

护牙第二个法宝，就是注意饮食。

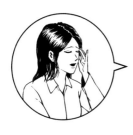

说到这注意饮食，我妈和我婆婆差点没打起来！我妈说："宝宝得吃好。"婆婆说："喂太好了牙爱坏！"这该听谁的啊？

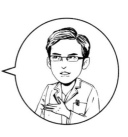

两个人都只说对了一半啊，你该听科学的。

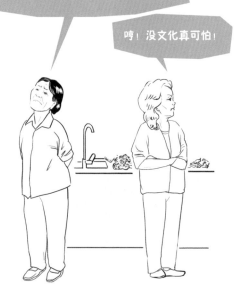

食物是营养之所在，但某些食物也是细菌的温床。宝宝的饮食，虽然无外乎乳类和辅食，但如果不科学喂养，也会增加患龋的风险。

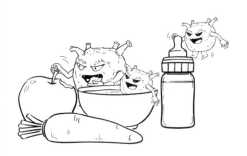

我有一些针对不同年龄段宝宝的喂养建议和方法，既保证宝宝的营养摄取，又可以有效避免龋齿的发生，你不妨听听。

0～6月龄，从按需喂养向规律喂养递进

0～6个月的宝宝，应从按需喂养向规律喂养递进，养成良好的习惯，减少喂奶次数，确保两次喂奶之间有适当的间隔。

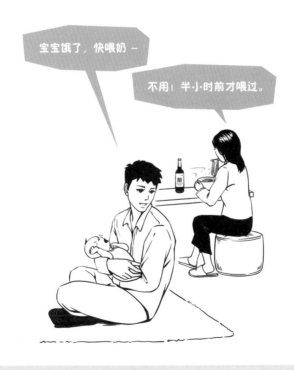

7～9月龄，夜间喂养1次

7～9个月的宝宝，根据自身情况夜间可能需要母乳或者配方奶喂养1次。

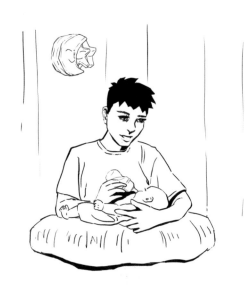

10～12月龄，停止夜间喂养

10～12月的宝宝建议停止夜间喂养。频繁夜奶，不仅对牙齿不好，大人和宝宝也休息不好。

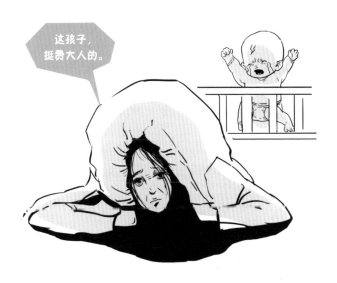

这孩子，挺费大人的。

每次进食后喝水

每次喂奶或吃辅食后，给宝宝喝几口温白开水，冲刷清洗牙面，减少奶和食物残渣的滞留。吃母乳也一样哦。

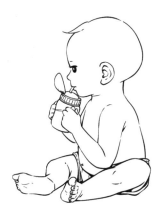

不要"奶睡"

　　不要让宝宝养成含奶瓶或者乳头入睡的习惯，这是发生乳牙龋最重要的原因。大家一定警钟长鸣。边吃边玩或是靠含着乳头安抚入睡都会让牙齿长时间浸泡在奶水中，加大患龋风险。

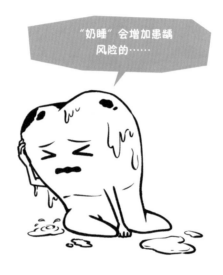

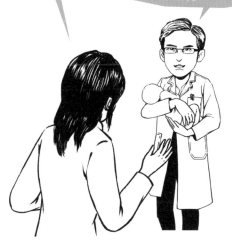

第十节　周岁内宝宝的口腔清理方法，
妈妈看了都点赞！

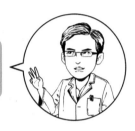

关于口腔护理，我们之前说了两点：
防止致龋菌传播和注重饮食喂养。
下面讲讲第三点。

好比乔迁新居，空间大，格局好，装修质量高，卫生也得定期搞。牙也一样，婴儿牙齿保健的第三个法宝，就是清洁宝宝的口腔。

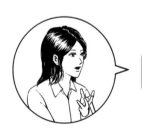

我家帅帅现在没长牙，我们空有
一身技术却无处施展，怎么办？

宝宝没长牙的阶段，晚上喝完奶后，家长可以用干净的纱布蘸水帮宝宝擦拭口腔黏膜，如牙床、颊部的附着物或黏腻的舌苔，让宝宝从小就感受到口腔清洁的舒适感。

　　宝宝长牙的时候，牙龈会有胀、痒等感觉，这时候父母可以用干净的纱布蘸水帮宝宝擦拭、按摩牙床，可以明显缓解不适。

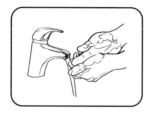

①清洗双手。

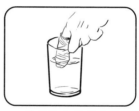

②用纱布裹着食指，蘸凉白开水。

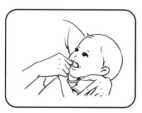

③将宝宝的头舒服、稳定地固定在家长上臂和胸之间。

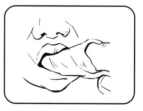

④食指轻放进宝宝口腔内，贴着牙龈，从上到下绕一圈清洁干净。

父母每天最少为宝宝清洁口腔一次，最好是晚上睡前进行。等宝宝萌出多颗乳牙后，家长就可以使用牙刷刷牙了，同时可搭配牙线清洁牙缝残渣。

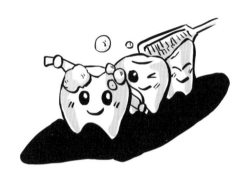

　　好马配好鞍，好牙需要家长对宝宝从小到大的维护。千万别小看牙齿，没有好的牙齿，就没法吃得多、长得快。口腔健康是全身健康的基础。

第十一节　宝宝出牙不适，聪明家长这样做！

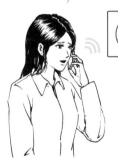

医生，医生！帅帅6个月了，按照日子算，他要出牙了！可他总爱咬东西，您说是不是这孩子缺什么微量元素啊？

别慌！这是出牙时候的一种正常现象！

　　宝宝6个月左右开始出牙，如同种子破土而出，尖锐的小牙齿需要穿过牙龈，不断给牙龈施加压力。

　　宝宝会感觉很不舒服，他们又不会说话，面对疼痛和不适，会有一些独特的反应，主要有3个表现。

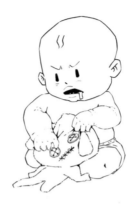

大量流口水

宝宝出牙时口腔内会产生大量唾液，此时吞咽功能还不完善，所以爱流口水。随着牙齿陆续萌出，这种现象会慢慢消失。家长可以给宝宝戴一个围嘴，并用柔软的棉布擦掉宝宝嘴角的口水，保持皮肤干爽，避免口水疹发生。

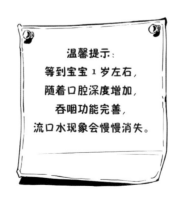

温馨提示：
等到宝宝 1 岁左右，
随着口腔深度增加，
吞咽功能完善，
流口水现象会慢慢消失。

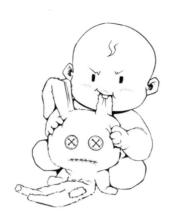

爱啃咬东西

　　宝宝出牙时，有时会出现牙龈发痒。宝宝不会说痒，缓解痒的办法特别简单，就是吃手指或咬东西。家长可以用纱布蘸点凉水擦拭宝宝的牙龈。如果宝宝爱咬东西，也可以买一些牙胶和磨牙棒。但千万不要让宝宝咬太硬的东西，否则会造成牙齿受伤。

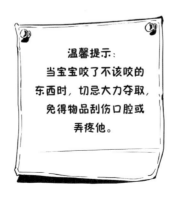

温馨提示：
当宝宝咬了不该咬的
东西时，切忌大力夺取，
免得物品刮伤口腔或
弄疼他。

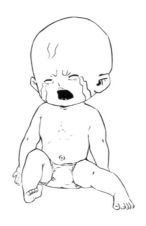

情绪烦躁不安

宝宝出牙的时候会情绪不安、烦躁、易怒，严重的时候会拒绝进食，甚至哭闹而影响睡眠。这时候用纱布清洁口腔，是不错的选择。

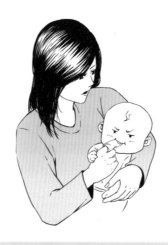

出牙的时候会流口水、咬东西、情绪烦躁不安，这都是正常现象。但只要我们注意清洁口腔，宝宝就会有一口好牙！出牙，是人生成长中的重要一步，希望各位家长一起努力帮助宝宝走好这一步。

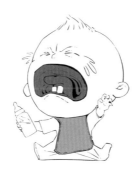

注意，出牙期家长更要关注宝宝的口腔清洁。婴幼儿在出牙期间，食物大多是乳汁、果汁及各种流质辅食，这些食品含糖量高，容易被细菌利用代谢产酸。所以，家长帮助宝宝清洁口腔尤其重要。

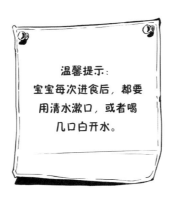

温馨提示：
宝宝每次进食后，都要用清水漱口，或者喝几口白开水。

第十二节　乳牙萌出的时间和顺序，爸爸妈妈要知道！

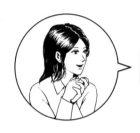

帅帅开始出牙了！请您给我讲讲出牙的顺序，好吗？

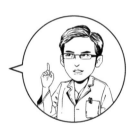

宝宝一共有 20 颗乳牙，上下颌各 10 颗。

乳牙是怎么萌出的？是"忽如一夜春风来，千树万树梨花开"吗？

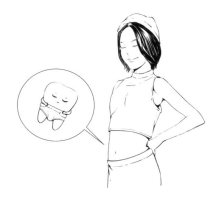

其实，大概在怀孕 7 周时，胎儿牙齿就开始发育了。

母亲怀孕 5 个月的时候，胎儿已经形成了乳牙的牙尖。古诗中"小荷才露尖尖角"，特别符合这个时候乳牙的形态。

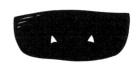

怀孕 5 个月

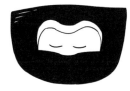

怀孕 7 个月

母亲怀孕 7 个月后，牙冠会形成一半。

等到胎儿出生的时候，乳牙的牙冠基本就已经形成了。

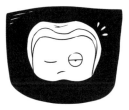

胎儿出生

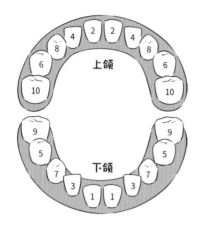

宝宝大约从 6 个月开始按一定的顺序出牙，一般都是左右对称萌出，下牙略早于上牙萌出。最早萌出的是下颌中间的 2 颗牙，之后萌出 2 颗上门牙，然后两边的牙齿陆续萌出，2 岁半左右 20 颗乳牙全部长齐。

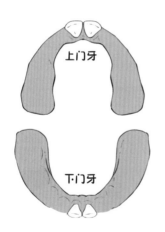

宝宝出生 6 个月后，乳中切牙（上下门牙）萌出。乳中切牙将于宝宝 6 ~ 7 岁时脱落，平均"服役"期 6 年。

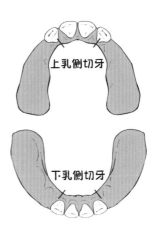

　　宝宝出生 9 个月后，乳侧切牙
（门牙旁边的切牙）萌出。乳侧切
牙将于宝宝 7 ～ 8 岁时脱落，平均
"服役"期 7 年。

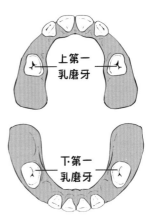

　　宝宝出生 13 个月后，第一乳
磨牙（乳牙中的第一对后槽牙）萌
出。它们将于宝宝 9 ～ 11 岁时脱落，
平均"服役"期 10 年。

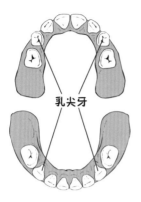

乳尖牙

宝宝出生16个月后,乳尖牙(虎牙)萌出。乳尖牙将于宝宝 10 ~ 12 岁时脱落,平均"服役"期 10 年。

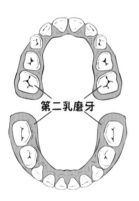

第二乳磨牙

宝宝出生 20 个月后,第二乳磨牙(乳牙中的第二对后槽牙)萌出。它们将于宝宝 10 ~ 12 岁时脱落,平均"服役"期 10 年。

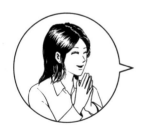

谢谢!听您这么一说,我心里就有底了。

第十三节 宝宝出牙晚，千万别着急补钙！

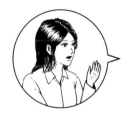

我闺蜜的宝宝 10 个月了，白白胖胖，可就是不出牙。钙片、补药、保健品补了 2 个月，也没什么效果。您可有什么好办法？

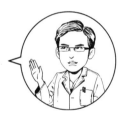

宝妈太着急了，不用过于担心，孩子出牙有早有晚，存在个体差异，有一定波动是很正常的。千万不要盲目进补。放松心态，静待花开。

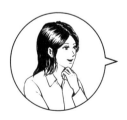

那您给我具体讲讲为啥出牙晚吧！

出牙晚，用医学术语来说，叫乳牙萌出过迟。一般来说，宝宝 6 个月开始出牙，但也有个体差异，只要出生 1 年内出牙，都不算出牙晚。**如果 1 周岁之后迟迟未萌出第一颗乳牙，则要引起重视了。**

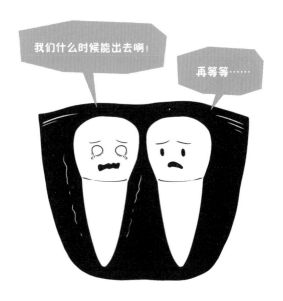

营养对乳牙萌出有很大影响。身高、体重、头围发育水平越高，乳牙萌出得越快；反之，营养状况越差的宝宝，乳牙萌出则延迟更长。如果婴儿是早产儿，各器官发育功能不成熟，乳牙萌出的时间也会显著延后。

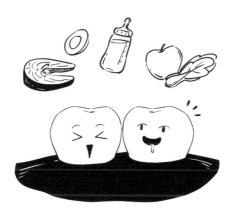

　　适量吃含粗纤维的食物，少吃过于精细的食物，适度地保持食物的硬度，有利于宝宝乳牙的萌出。

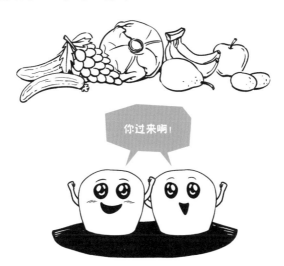

钙在乳牙萌出中也起到巨大的作用。如果母亲怀孕期缺钙，或者出生后宝宝饮食中缺钙，也会延长乳牙萌出的时间。如果宝宝表现为出牙迟缓，伴随囟门闭合迟缓、头发稀少、出汗多、爱哭闹等，在医生指导下补充一些钙剂和鱼肝油，会大大减少此类症状。

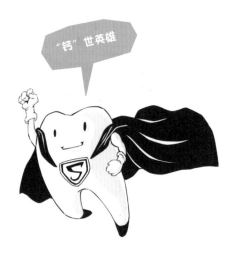

"钙"世英雄

　　一些系统性疾病同样会导致宝宝出牙迟缓，比如，佝偻病。佝偻病患儿一般乳牙在出生 14 ～ 15 个月后才能萌出。这与孕期营养不良有直接关系，需要补充维生素 D，进行日光照射，并且应该到医院进行系统治疗。

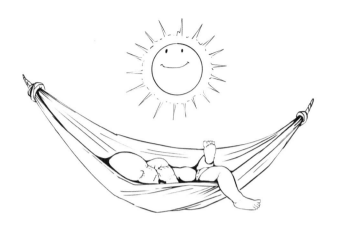

　　另外，甲状腺功能减低、颅锁骨发育不全及一些皮肤、肝、肾疾病也会导致乳牙萌出延迟。

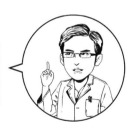

总之，导致乳牙萌出过迟的原因有很多，最好去医院查找原因，对症治疗。乱给孩子吃补药，吃出问题就后悔莫及了。

第十四节　牢记宝宝第一次看牙医的时间！

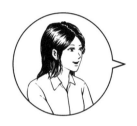

医生，帅帅出牙了，是不是得早些来找您看看啊？

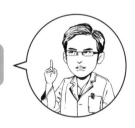

没错！宝宝一定要早看牙医，而且第一次看牙医非常重要！

　　我们讲了很多居家口腔保健的知识，但保持口腔健康还有一个关键环节——定期看牙医。

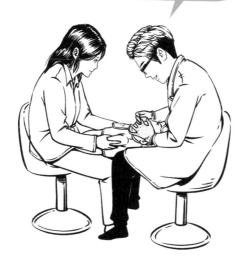

　　检查是否患病只是一个方面，医生还会发现宝宝口腔卫生做得好不好，指导家长怎么给宝宝做口腔清洁，提醒宝爸宝妈喂养和护理需要注意的问题。

　　建议 0 ~ 1 岁的婴儿，在长出第一颗牙之后就要看牙医，最迟不晚于 1 岁，之后每半年看一次牙医。

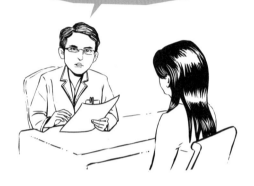

车辆尚且需要定期保养，人体组织复杂精密，也一样要养成定期看牙医的习惯哟！而如果家长发现宝宝有蛀牙了，建议尽快就医。

无论哪种情况，家长都要牢记宝宝第一次看牙的日期。

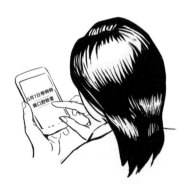

第十五节　宝宝嘴里有一层白膜，这是怎么了？

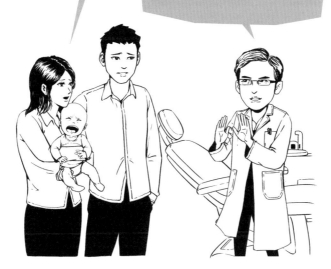

这几天帅帅不好好喝奶，不停地哭，嘴里还有一层白膜，这是怎么了？

可能是鹅口疮，让我检查一下。

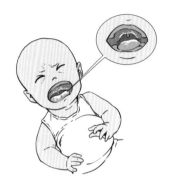

宝宝哭闹不止，不爱喝奶，妈妈心急如焚。宝宝一张嘴，发现舌头或者嘴唇内侧黏膜上白花花的，类似凝乳状的白色膜状物，这就是我们常说的鹅口疮，因其色白如雪，又称雪口病。

它好发于新生儿及 6 个月内的婴儿。可因妈妈产道感染，也可由哺乳用具或乳头感染，从而引发口腔中的白色念珠菌大量繁殖而形成。

鹅口疮典型症状是颊黏膜、腭部、舌头表面或者口咽部表面出现白色凝乳状斑块，还会伴随患儿烦躁不安、啼哭、拒食等症状。治疗常用 1%～2% 的碳酸氢钠溶液擦拭口腔，一般 2～3 小时擦拭一次，同时要对所有的喂养用具严格消毒。如果病情严重，应及时就医。

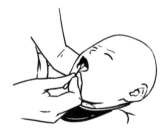

用 1%～2% 的碳酸氢钠溶液
轻轻擦拭口腔

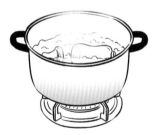

对喂养用具消毒

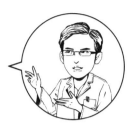

发现宝宝有鹅口疮，一定要隔离，避免宝宝之间交叉感染。鹅口疮讨厌而且难缠，对它一定要斩草除根，即使宝宝抗拒也要坚持涂药，直至痊愈后才能停药。

我有个宝妈群，群里姐妹知道我今天来找您，所以提了几个问题想请您帮忙解惑。

走，咱们去办公室再继续聊吧。

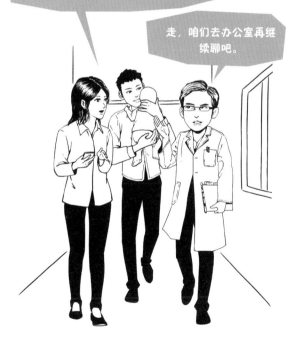

第十六节　舌系带过短，必须要进行治疗吗？

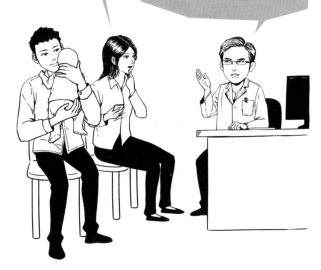

宝妈群里有个姐妹的宝宝，他的舌头没法伸出来，想让我帮她问问这是什么情况啊？

宝宝舌头无法伸出来，或者伸出来呈"W"形、没有办法舔到上腭，叫舌系带过短。

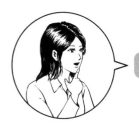

什么是舌系带呢？为什么还会短呢？

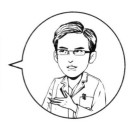

顾名思义，舌系带就是舌下系着舌头的带子，有些地方俗称"舌筋"。

在我们还是新生儿的时候，舌系带是延伸到舌尖或接近舌尖的。在舌头发育过程中，舌系带会一点点地往后退，最后退到舌根部。但有些宝宝的舌系带退不回去，就造成了舌系带过短，牵拉着舌尖，不让舌尖自主运动。这时候伸舌，舌尖呈"W"形并且舌上抬困难。

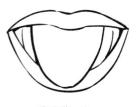

舌系带正常

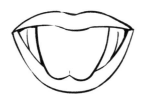

舌系带过短

现在很多家长有些过度恐慌，看到宝宝舌系带过短，立刻就要治疗。殊不知，大部分舌系带短会随着宝宝发育有所改善，无须特殊处理。

只有在以下 3 种情况下，才建议去医院找医生进行评估、处理。

①伸舌时，舌系带与下前牙摩擦导致溃疡。

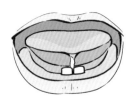

②舌系带过短导致母乳喂养困难，表现为宝宝吸吮无力、消瘦，哺乳时妈妈乳头红肿发炎、剧烈疼痛。

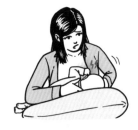

③伸舌时舌尖呈大"W"，舌头无法伸出嘴唇，影响进食和说话。

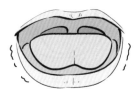

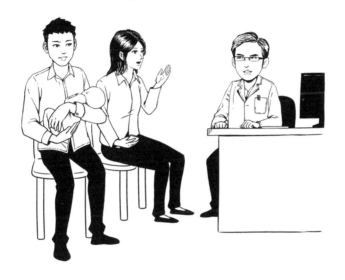

第十七节　用安抚奶嘴的利与弊，家长们要多衡量！

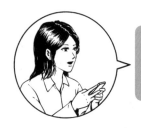

我和宝妈群里的姐妹一样，都在被宝宝晚上"闹觉"折磨，看群里有人说用安抚奶嘴可以让宝宝安静，我可以给帅帅用吗？

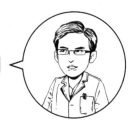

能用，但不能长期使用！

在母婴用品商店中，安抚奶嘴一直是热销商品。安抚奶嘴可以安抚宝宝情绪，减少宝宝哭闹，常被称为哄娃神器。

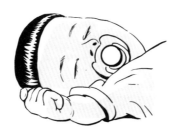

　　但是，长期使用安抚奶嘴，会导致宝宝很多口腔问题。比如，上下牙齿咬合不正。长期咬奶嘴，可能会把宝宝的上排乳牙推向前，将下排乳牙挤向后，导致上下牙咬合不正，前牙开殆（hé），有可能使宝宝形成高腭弓，有时会影响上下颌骨的发育。

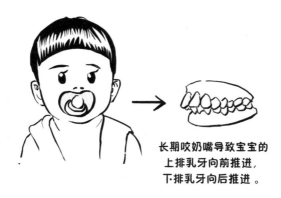

长期咬奶嘴导致宝宝的
上排乳牙向前推进，
下排乳牙向后推进。

关于安抚奶嘴的使用时间，建议 6 月龄以后逐渐减少使用，2 岁以后不再使用。

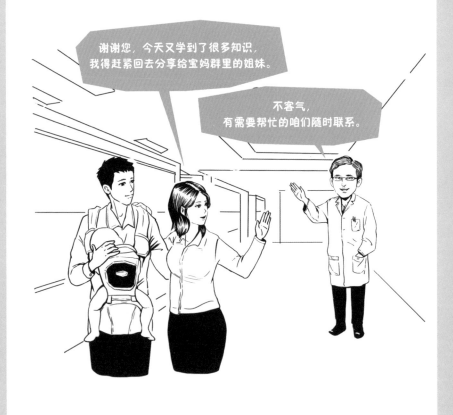

第十八节　1～2岁宝宝科学喂养要点

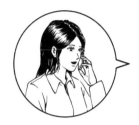

帅帅 1 岁多了，已经逐渐给他添加多种辅食了，这时候的宝宝该怎么喂养，才能既保证营养，又保护牙齿健康呢？

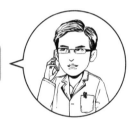

1～2 岁的宝宝，喂养的过程中要注意以下几点。

不要含奶瓶入睡！

　　1 岁以后含奶瓶入睡，不管是配方奶还是母乳，都会极大增加患龋风险！牙医叔叔告诉我们"喝奶不睡觉，睡觉别喝奶！"。

宝宝睡前总爱哭闹，有的家长常常给宝宝叼个奶瓶，宝宝一边吃一边睡着了。其实，这种不良的喂养习惯是导致 0～3 岁宝宝"奶瓶龋"的最主要原因。

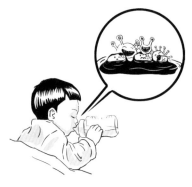

1 岁以后，建议停止夜奶！

夜间哺乳不仅会诱发龋齿，还会妨碍宝宝进入深度睡眠，进而影响身体发育。

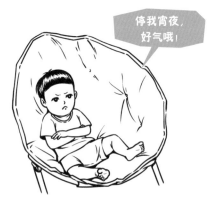

不喝或少喝果汁甜饮料，饮水以白开水为主！

　　少喝饮料，多喝白开水不仅节省成本，更是维持宝宝牙齿健康的不二法宝。宝宝喝完奶、吃完辅食，喝几口温水或用温水漱口，可以有效冲刷、清洁牙面，清除食物残渣。

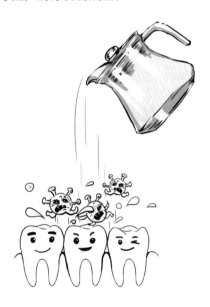

　　白开水也应该被当作宝宝的日常饮品，不建议在其中添加蔬菜汁、维生素、钙片等。如果想要补充维生素、钙等营养，蔬菜汁、钙剂等应该在短时间内喝完，不应日常饮用。

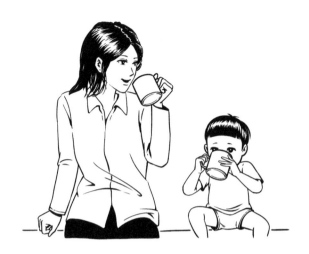

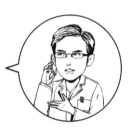

另外，宝宝平时也要吃少盐、少糖、少刺激的清淡食物。

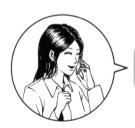

太谢谢您给的喂养建议，受教了，我会照章执行！

第十九节 学会这几招，让宝宝爱上刷牙！

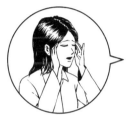

养娃烦恼千万条，刷牙绝对算一条！

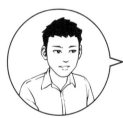

每次一给帅帅刷牙，我俩就提心吊胆的，您有什么高招吗？

我有几个妙招，可以让宝宝爱上刷牙，学会了能达到养娃的最高境界。

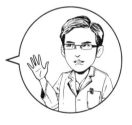

细菌是引起口腔疾病的罪魁祸首，每天早晚给宝宝刷牙是清除细菌最重要的方法和习惯。

体位的选择

家长可以环抱宝宝，让宝宝倚靠在家长胸前，或者两个家长面对面，膝盖对膝盖坐着，让宝宝平躺在家长的腿上。

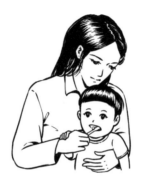

家长环抱宝宝，让宝宝倚靠在胸前。

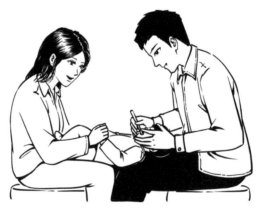

家长面对面，膝对膝坐着，让宝宝平躺在家长的腿上。

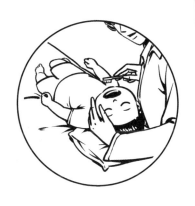

但要注意两点：

第一，宝宝的头要有依靠，不能悬空，不能乱动。

第二，家长要能直视宝宝的每颗牙齿、每个牙面，这样才能看清是否刷干净。

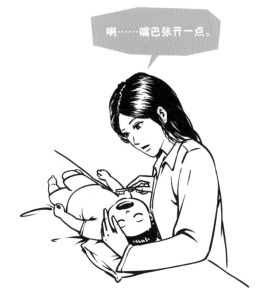

啊……嘴巴张开一点。

牙刷的选择

牙刷头的长度，大概是两个门牙的宽度。

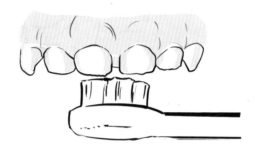

刷毛建议选择软硬适中，或者略微偏硬的，因为现在绝大部分宝宝的口腔卫生不过关。

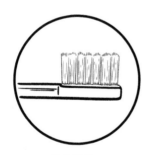

软毛牙刷
（摸上去柔软、舒服，可能刷不干净）

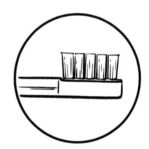

硬毛牙刷
（摸上去有点硬，但能刷干净）

牙膏的选择

含氟牙膏为最佳。每次取大米粒大小即可。

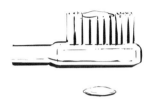

　　不必担心宝宝吞咽牙膏，牙膏用量少，牙膏内的氟含量在安全范围内，无须担心。家长给宝宝刷牙时，尽量让宝宝吐出牙膏泡沫。

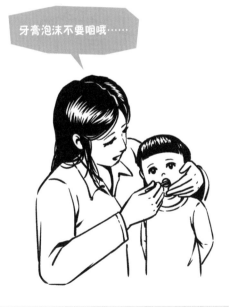

牙膏泡沫不要咽哦……

不推荐可吞咽牙膏，因为不利于培养宝宝养成吐牙膏泡沫的习惯。

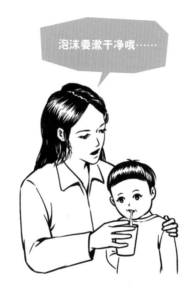

泡沫要漱干净哦……

刷牙原则

第一，前牙、后牙，每颗牙齿的里里外外，以及后槽牙的咬合面，每个牙面都刷干净，不留死角。

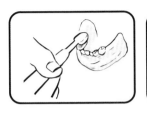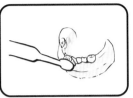

第二，动作轻柔，减少对牙齿和牙龈的磨损。宝宝的黏膜很嫩，不要为了强求干净，一顿猛刷。刷牙力度与清洁效果没有直接关系，不是力量越大效果越好。刷牙尽量要全面，如果总有某个位置没刷到，还是等于白刷。

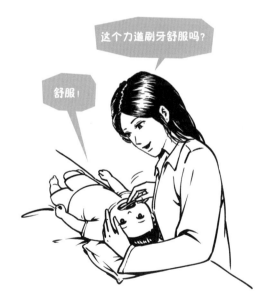

第三，不同位置采用不同的刷法。

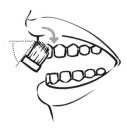

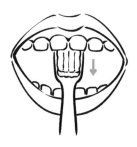

前牙外侧：
将刷头置于牙颈部，刷毛与牙根部呈45度，刷毛指向牙根方向，上前牙向下拂刷；下前牙向上拂刷。

前牙内侧：
将刷头竖放在牙面上，上前牙内侧自上而下拂刷；下前牙内侧自下而上拂刷。

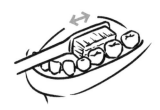

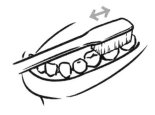

后牙内外侧：
以2~3颗牙为一组短距离（约2mm）水平颤动牙刷4~6次。避免动作过大。

后牙咬合面：
以2~3颗牙为一组短距离来回刷。

家长要学会如何判断牙齿是否清洁

看牙齿。牙面是否光洁，牙缝间有无食物残渣、软垢。

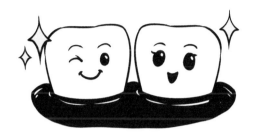

看牙刷。刷牙完毕、洗净牙刷后，不用牙膏，再刷一遍，在水杯中涮洗牙刷。

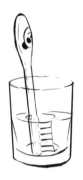

水干净，
牙刷得干净。

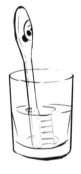

水浑浊，
牙刷得不干净。

从宝宝 6 个月长第一颗牙齿开始，父母就要坚持每天给宝宝早晚刷牙，让宝宝感受到口腔清洁后的舒爽。践行这些诀窍，久而久之，宝宝自然就会爱上刷牙、养成刷牙的好习惯，保持一口健康的好牙。

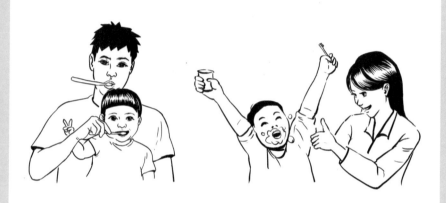

第三章 3～6岁幼儿期口腔保健

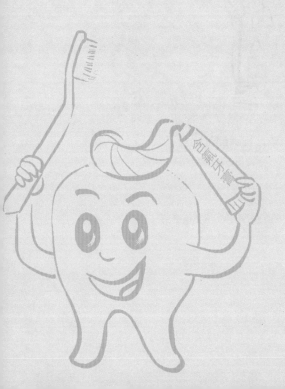

第二十节　吃好喝好，口腔也要保健好

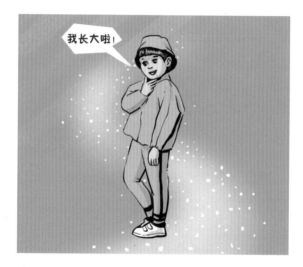

光阴似箭，似水流年。转眼间帅帅已经长大了。

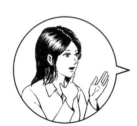

这一阶段该如何护理孩子的口腔呢？

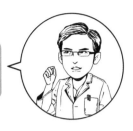

宝宝到了 3 ~ 6 岁，乳牙都已萌出，饮食种类也逐渐丰富，适时调整饮食策略对口腔保健至关重要。

3 ~ 6 岁宝宝的饮食要点如下。

第一，多吃高纤维素、有韧性的食物，不要只吃软烂精细的食物。用进废退，牙齿多咀嚼，有利于颌骨和面部发育。

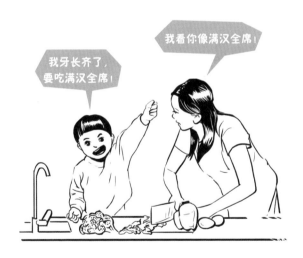

第二，每次进食后用温开水充分漱口，减少食物残渣的残留。喝完饮料和牛奶也要漱口。

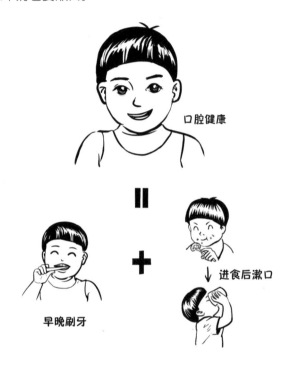

口腔健康

＝

早晚刷牙 ＋ 进食后漱口

第三，零食最好一次吃完，切记不要"零食一时爽，一直零食一直爽"。零食尽量与正餐同时进行。

吃完零食之后，也要用白开水漱口，教孩子鼓起腮帮子漱口。不管吃什么，最后要以白开水结束。睡前杜绝零食。

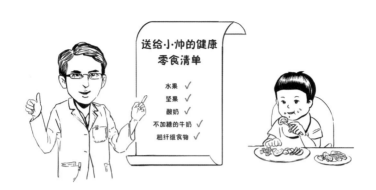

送给小帅的健康
零食清单

水果 √
坚果 √
酸奶 √
不加糖的牛奶 √
粗纤维食物 √

3～6岁，是牙齿生长的重要阶段，影响着以后恒牙、乳牙的替换，六龄齿就在此阶段萌出。

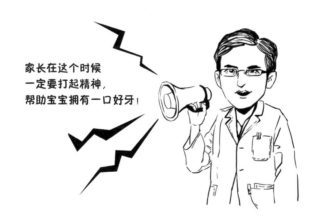

家长在这个时候
一定要打起精神，
帮助宝宝拥有一口好牙！

第二十一节　宝宝的牙刷、牙膏、牙线，这样选准没错！

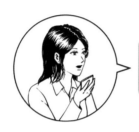

给宝宝刷牙，让我最纠结的事情就是选牙刷、牙膏，网上众说纷纭，究竟该怎么选择啊？

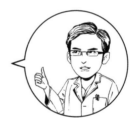

这个问题问得好！帮宝宝选择牙具确实困扰不少年轻父母，我给你几点建议，你要记好了！

牙刷怎么选？

选择刷头小、刷毛软硬适度的牙刷。刷头小，便于牙刷在口腔中灵活转动，能够清洁到前后所有牙齿。刷毛软硬适度，即使牙刷刷到牙龈，宝宝也不感觉疼。

7岁以下儿童不建议使用电动牙刷，最好在家长帮助下手动刷牙。

手动刷牙，更能够帮助宝宝理解什么是正确的刷牙方法。另外，因为宝宝年纪小，肌肉力量不好控制，使用电动牙刷容易受伤。毕竟电动牙刷不比手动牙刷，力量、速度不易控制。

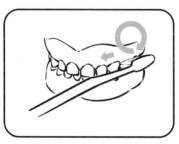

①上下牙齿咬合，刷毛轻触上颌最后一颗磨牙牙龈区，用圆弧画圈方式刷至下颌牙龈，再从下颌牙龈刷至上颌牙龈。

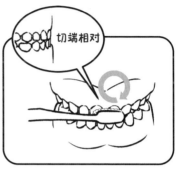

切端相对

②牙刷从后磨牙依次前行至前牙，继续用圆弧画圈方式刷牙。

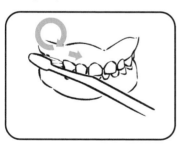

③相反方向重复步骤1，相同方式刷牙。

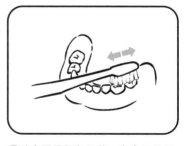

④咬合面易积存细菌，应来回仔细刷干净。

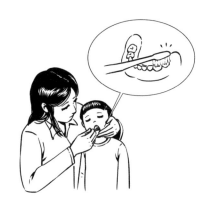

牙膏怎么选?

推荐选择含氟牙膏。氟,就是牙齿的"福",能抵抗细菌,坚固牙齿。牙齿有了足够的"氟气",就更加坚固,细菌才能"服气"。

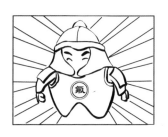
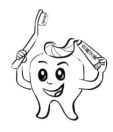

这一年龄段的宝宝每次刷牙使用豌豆大小的含氟牙膏,即使少量吞咽也是安全。

不推荐给宝宝买可吞咽牙膏,否则宝宝就学不会吐泡沫,养成吞咽牙膏的习惯可不好!

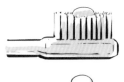

牙线怎么用？

清洁口腔绝非只用牙刷、牙膏，还会用到一个神器，那就是牙线。牙刷只能清洁牙齿的里面、外面、咬合面，对于牙缝，它爱莫能助。

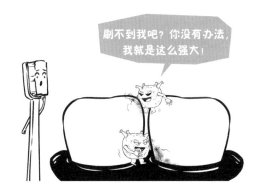

由于乳牙形态和排列的特点，小朋友吃东西非常容易塞牙，牙缝是食物残渣的主要据点，如果不把牙缝清理干净，细菌就会在这里兴风作浪，牙缝是宝宝发生龋齿最常见的部位。

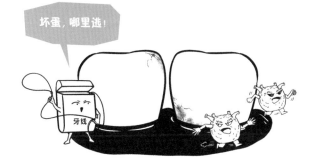

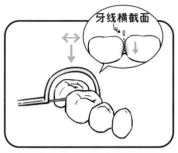

① 左右拉锯式向下进入牙齿间隙。

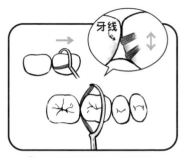

②"C"形包绕，上下提拉。

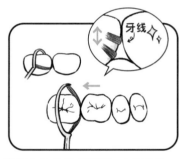

③反方向"C"形包绕，上下提拉。

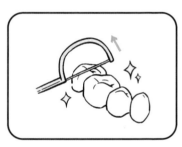

④轻轻取出。

　　这些隐秘的角落，必须用牙线来清除。如果说牙刷是正规军，牙线就是特种部队。

　　3～6岁的宝宝开始想尝试自己刷牙，这个阶段爸爸妈妈可以教宝宝刷牙，或者让宝宝尝试自己刷。但事实上，宝宝手指灵活度差，是不可能完全刷干净牙齿的。所以，宝宝刷完后，爸爸妈妈需要帮宝宝再刷一遍。

在宝宝 7 岁之前，爸爸妈妈还是要坚持早晚帮宝宝各刷一次牙，晚上睡前刷牙更为重要。

家长站在宝宝身后，与宝宝朝同一方向。

宝宝的头向后靠在家长的胳膊上或者胸前。

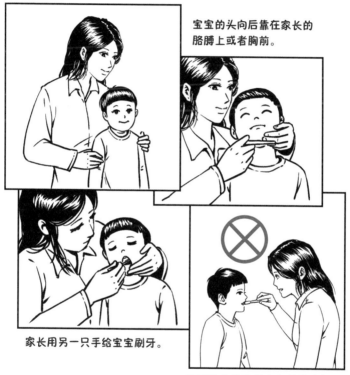

家长用另一只手给宝宝刷牙。

不建议家长站在宝宝面前给宝宝刷牙，这样给宝宝头部的支撑很少，刷牙效率低。

漱口水怎么选？

宝宝吃完东西可以用清水或白开水漱漱口，不建议使用含药物成分的漱口水。

需要说明的是，漱口水不能替代牙刷、牙线，细菌和一些黏糊糊软垢附着在牙上，漱口是清洁不干净的，早晚还是要刷牙和使用牙线。

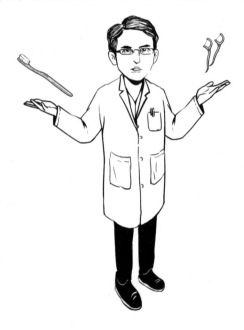

第二十二节　严重危害宝宝牙齿的日常不良习惯

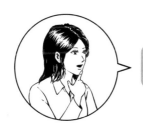

帅帅都这么大了，还改不掉吃手的毛病，是不是有什么问题呀？

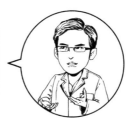

这的确是一个非常不好的习惯，害处颇多。我给你好好科普一下吮指的坏处和一些其他的不良习惯，帮助你及时发现并纠正问题。

吮指

宝宝出生后的最初 2 年，都会有吮拇指和食指的习惯。宝宝是在通过吮吸手指来探索世界和认知自我，是正常的表现，只需要注意手部卫生即可，不要摸完脏东西再吃手。

随着牙齿陆续萌出，如果宝宝这种习惯持续到 3 岁以后，可能会造成明显的牙和面部的畸形，如:上颌前突、牙齿排列不齐，最后导致"龅牙"。另外，长期吮指还会对宝宝的手造成伤害，如手指弯曲等。

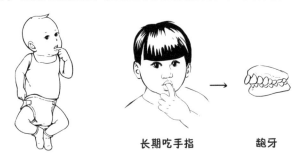

长期吃手指　　　　　龅牙

一般吮指习惯前期对咬合的影响很小，家长可不急于干预。宝宝 3 ～ 6 岁时，如果还有吮指习惯，家长可以采取语言教育，以提醒或奖励的方法鼓励宝宝戒除吮指习惯。

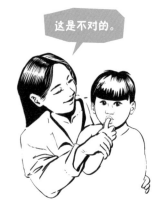

这是不对的。

如果家长语言教育依然不能帮宝宝戒除吮指习惯，可带宝宝看心理门诊或者去口腔医院，在医生的评估下配戴唇挡矫治器。

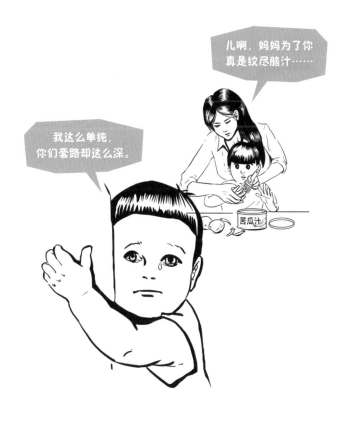

吐舌

偶尔吐舌并无大碍，如果孩子频繁吐舌，总把舌头放在上下牙之间，那就属于不良习惯了。长期如此，会造成开𬌗，即上下牙无法闭合。

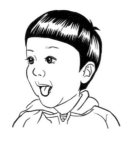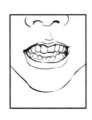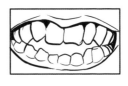

如果宝宝实在戒除不了吐舌习惯，可以在医生的指导下配戴舌刺，宝宝只要伸出舌头，就会被挡住，帮助改正吐舌习惯。

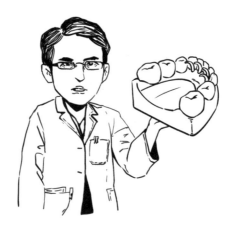

咬下嘴唇

宝宝总咬下嘴唇容易导致下门牙受压严重，上门牙过度前突，形成龅牙面容。

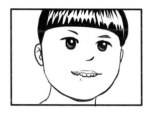
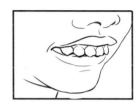

张口呼吸

宝宝张口呼吸容易影响面部颌骨的生长发育，使上牙弓狭窄，甚至前突、咬合偏斜，同样会造成龅牙面容。

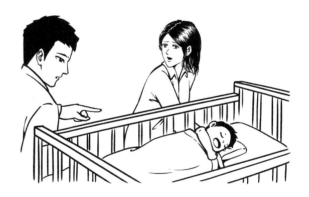

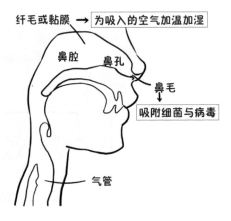

纤毛或黏膜 → 为吸入的空气加温加湿

鼻腔　　鼻孔

鼻毛

吸附细菌与病毒

气管

人体的鼻腔才是正牌的呼吸器官，用嘴巴呼吸，属于越俎代庖。口腔无法过滤空气中的污染物、微生物，容易引起呼吸道疾病。

而对于长期张口呼吸导致牙弓狭窄的宝宝，可采用扩大牙弓的矫治方法治疗。

所以，如果家长发现宝宝张口呼吸，应先去医院判定是否为急性或慢性呼吸道疾病，去除病因。

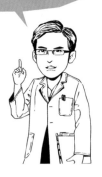

第二十三节　再忙，也得定期带宝宝看牙医！

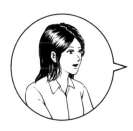

老公，明天是帅帅去看牙医的日子，你记得带他去哦！

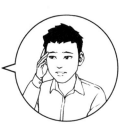

可是我明天有事，怎么老是要看牙医？

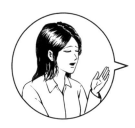

别抱怨了，孩子的牙齿很重要，定期看牙医不能少。

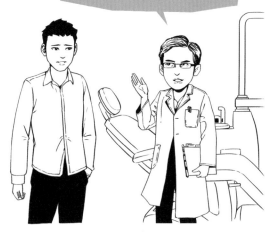

宝宝生长的过程中，牙齿会面临各种各样的问题，这就需要牙科医生的帮助。

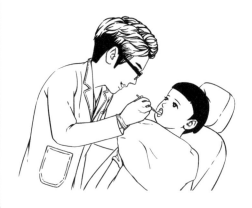

首先，医生定期检查宝宝的牙齿，可以评估其牙齿龋坏的风险并告知家长如何预防。

其次，家长可以积极参加口腔公共卫生项目，如北京市 0～3 岁儿童口腔保健综合干预项目，从宝宝一出生，就进行科学的喂养和口腔护理指导。

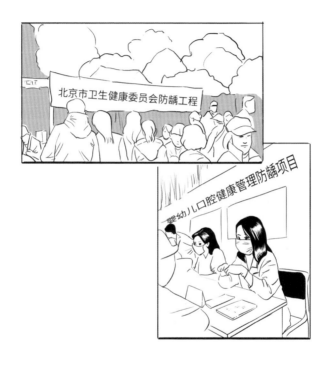

另外，北京市还有专门的防龋项目，如从 2005 年至今（2021 年）已开展 16 年的"窝沟封闭项目"和 2011 年至今已开展 10 年的"氟化泡沫项目"，已经成为京城幼儿防龋的老字号，旨在打造全方位立体化的防龋工程。

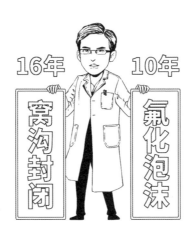

最后，看牙医不仅是就诊看病，更是学习的过程。授人以鱼不如授人以渔。上医治未病，你愿意当宝宝的"上医"吗？

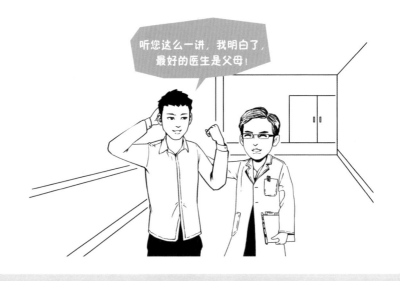

第二十四节　别把乳牙不当回事！

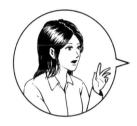

宝妈群有人认为孩子乳牙坏了没事，反正以后会换恒牙，这种观点对吗？

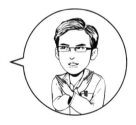

这种观点是绝对错误的！且听我细说。

宝宝从 6 个月开始萌出第一颗乳牙，2 岁半左右 20 颗乳牙全部萌出。宝宝 6 岁至 12 岁乳牙逐渐被恒牙替换完毕，乳牙将陪孩子从婴幼儿走到小学毕业。乳牙平均"服役"时间为 10 年。

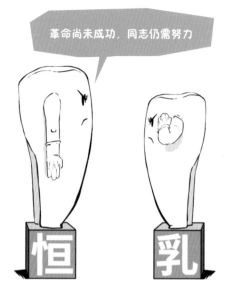

革命尚未成功，同志仍需努力

恒

乳

　　这期间是宝宝生长发育的快速期。健康的乳牙能发挥正常的咀嚼功能，帮宝宝摄取充足的营养，保障宝宝的生长发育。

　　有些家长认为乳牙在宝宝 12 岁左右都会被恒牙取代，所以无须特别关注，只要将来小心护理恒牙就可以了，其实这是错误的观念。乳牙的护理至关重要！

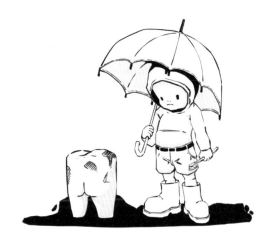

　　不用心保护乳牙所造成的乳牙缺损、龋齿等问题，会直接影响宝宝的外貌、发音及身心健康，而拥有一口好牙的宝宝通常能绽放自信的笑容。

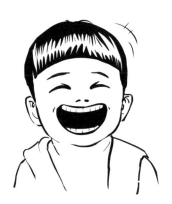

乳牙不仅影响当下，对未来恒牙也影响深远。

每个乳牙的根部都有继承恒牙的牙胚。乳牙到了替换年龄就要脱落，继承恒牙就要在乳牙原来的位置长出。有乳牙作为"向导"，恒牙才能在正常的位置萌出。

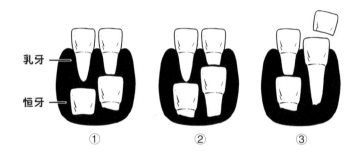

乳牙过早凋零，会让恒牙"迷失方向"，另寻一条出路，牙齿就可能长得不整齐。如果恒牙过早萌出，则会发生牙根短小甚至没有牙根的情况，那么恒牙也很容易脱落。

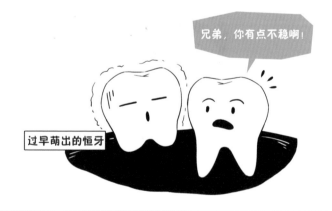

乳牙出现龋洞，如不及时治疗，可引起牙髓和根尖病变，严重有可能影响恒牙的发育，造成恒牙牙釉质发育不全，牙齿呈黄褐色，牙齿表面有不透明的斑块或缺损，抗酸性差，容易患龋。

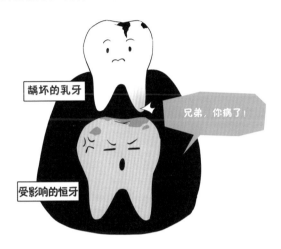

还有，乳牙坏了，说明口腔卫生和饮食习惯不正确，如果家长和宝宝不及时修正，恒牙必然会出问题。

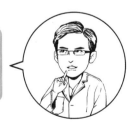

所以，家长们切记，乳牙对宝宝的影响巨大。不要以为乳牙迟早都会被恒牙替换，乳牙龋坏就不必治疗。只要宝宝发现蛀牙，务必及早干预治疗。

第二十五节 宝宝"地包天"了，什么时候矫正最好？

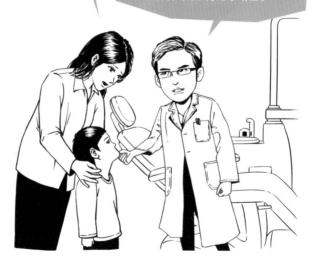

医生，您看帅帅似乎有点"地包天"！这可怎么办啊？

先别着急，帅帅现在 4 岁了，我们先得明白"地包天"是怎么形成的，然后再给予矫正。

"地包天"，一个极其形象的形容，就是下前牙包住了上前牙。

正常情况下，我们在咬合的时候，是上前牙包住下前牙，而一些宝宝会出现反𬌗的情况，就是所谓的"地包天"了，也叫兜齿，看着总是不太和谐。

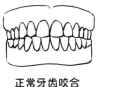 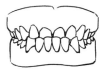

正常牙齿咬合　　　　　"地包天"咬合

一般来说，"地包天"的形成，主要由遗传因素、先天性疾病及日常习惯等因素决定。

有"地包天"的父母，很容易生下"地包天"的宝宝。

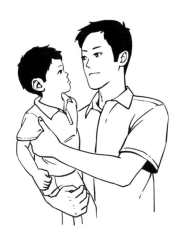

一些日常习惯也容易引起"地包天"，比如说吮指、咬上唇、伸下颌等，宝宝平卧抱奶瓶吃奶，家长不正确的喂奶姿势等也容易引起"地包天"。

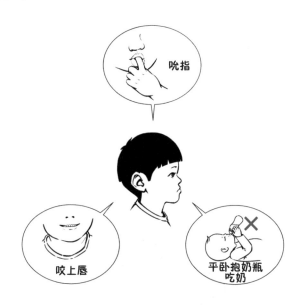

吮指

咬上唇

平卧抱奶瓶
吃奶

　　"地包天"除了影响颜面美观，还会影响宝宝的咀嚼功能、发音、上下颌骨的生长发育。

　　但是矫正"地包天"也不是越早越好。有些家长关注过度，宝宝周岁左右发现有"地包天"，就很焦虑。其实不必要。

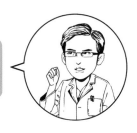

其实判断宝宝是否有"地包天"，前提是宝宝的乳磨牙已经萌出，上下牙咬合关系已经稳定。

　　对于不满 2 岁的宝宝，通常磨牙还没有萌出，上牙一会在里面，一会在外面都是有可能的，家长无须担心。

　　对于乳磨牙已经萌出，上下牙咬合关系已经稳定的宝宝，如果家长发现有"地包天"应及时就医矫正。3 ～ 5 岁是最佳矫正时间，此时，如果家长发现宝宝有这方面问题要及时就医，否则将会为宝宝将来的整形花费更多时间、金钱，付出更大代价！

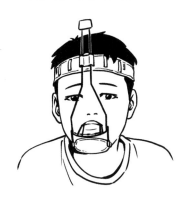

第二十六节　带孩子看牙医之前得准备什么？

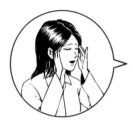

最近帅帅有点叛逆，一去医院就哭闹！这又到了需要检查牙齿的时候，怎么哄也不来！

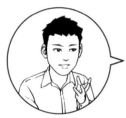

还不是前一阵发热闹得，到医院就打针，孩子都害怕了！

孩子最不愿意去的地方，恐怕就是医院。可若是在看牙医前做好准备工作，就不会孩子肉疼、家长心疼了！

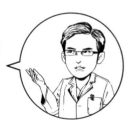

看牙医前物品准备

首先，拿齐证件，如户口本、医保卡、化验结果等。

其次，带上干净的毛巾或者口水巾。

最后，看牙前别让宝宝吃得太饱，防止看牙时候引发呕吐而呛咳。

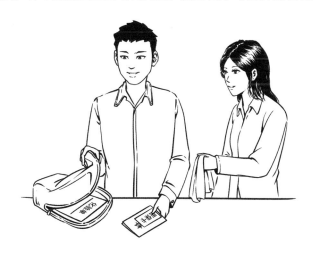

看牙医前心理准备

除了物品准备，看牙前家长和宝宝的心理建设也很重要。

1. 让宝宝熟悉看牙场景。

提前给宝宝读一读有关牙齿的书，可以通过绘本或角色扮演等游戏让宝宝了解看牙医的场景和意义。家长和宝宝可以互扮医生和患者，让宝宝对看牙不陌生。

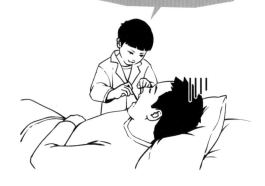

2. 帮宝宝树立对牙医的好感。

千万不要用看牙吓唬宝宝，给牙医拉仇恨。

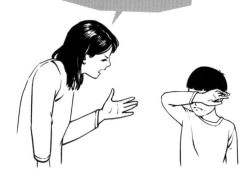

3. 正向鼓励和承诺。

告诉宝宝看牙可以解决他牙痛的问题，吃饭更香、更有力，可以让小黑牙变白更加好看。家长首先要放轻松，不要将自身对牙科治疗的恐惧情绪或不良经历传递给宝宝。

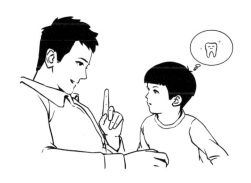

4. 转移宝宝注意力。

看牙时给宝宝带点小玩具、小绘本，转移宝宝注意力，努力让等待的时间不那么枯燥，自然就不那么害怕了。

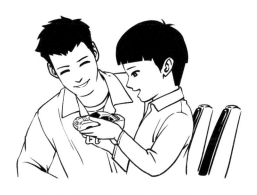

5. 要信任医生，相信宝宝。

给宝宝一个良好的治疗环境。很多宝宝来看病，周围站着一堆家长。家长的焦虑我们理解，但家长在宝宝身边，往往会加重他的抵抗情绪或依赖情结，反而影响医生看病。

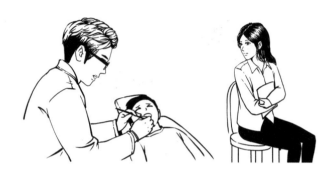

6. 多表扬宝宝。

如果宝宝在治疗过程中配合良好，事后家长一定要表扬宝宝，让宝宝有成就感，为下次的治疗打好基础。

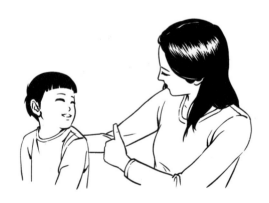

第四章 替牙期孩子的口腔保健

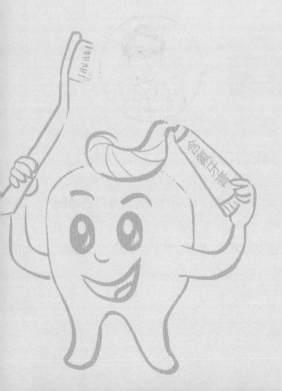

第二十七节　孩子替牙期，家长们要注意什么？

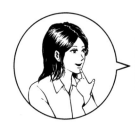

帅帅已经到了替牙的年龄，门牙开始松动了，这阶段的孩子换牙有什么需要注意的吗？

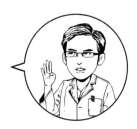

替牙期间有 4 点需要注意，听我细说。

　　人一辈子只有两副牙，分别是乳牙和恒牙。宝宝 6 个月到 2 岁半左右，20 颗乳牙会逐渐萌出完全。

　　6 岁左右，乳前牙开始替换；9 岁左右，乳尖牙和乳磨牙开始替换；约到 12 岁，20 颗乳牙被替换完毕。随后，第二磨牙（恒牙）会陆续萌出，第三磨牙（恒牙）一般在成人以后萌出。所以，恒牙有 28 ～ 32 颗。

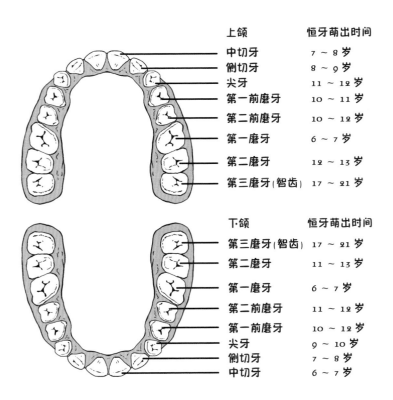

上颌	恒牙萌出时间
中切牙	7 ~ 8 岁
侧切牙	8 ~ 9 岁
尖牙	11 ~ 12 岁
第一前磨牙	10 ~ 11 岁
第二前磨牙	10 ~ 12 岁
第一磨牙	6 ~ 7 岁
第二磨牙	12 ~ 13 岁
第三磨牙(智齿)	17 ~ 21 岁

下颌	恒牙萌出时间
第三磨牙(智齿)	17 ~ 21 岁
第二磨牙	11 ~ 13 岁
第一磨牙	6 ~ 7 岁
第二前磨牙	11 ~ 12 岁
第一前磨牙	10 ~ 12 岁
尖牙	9 ~ 10 岁
侧切牙	7 ~ 8 岁
中切牙	6 ~ 7 岁

　　总体来说，孩子替牙时，同名牙都是左右对称萌出替换，下牙略早于上牙。

　　孩子替牙阶段，家长要注意 4 点。

加强孩子刷牙意识

替牙期的孩子，自己刷牙容易刷不干净，还需要家长帮着检查。督促孩子养成少吃甜食、吃零食后及时漱口的习惯。发现龋齿要及时治疗，以免造成乳牙早失或因龋齿而形成偏侧咀嚼的习惯。

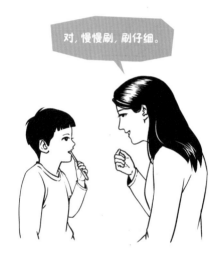

定期口腔检查

家长要加强孩子替牙期的口腔检查，一旦发现恒牙在乳牙旁边"冒头"，就要赶紧去医院拔除滞留的乳牙，避免牙列不齐的情况。

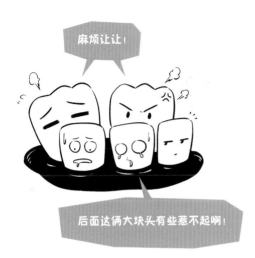

加强营养，增加咀嚼训练

孩子替牙期间，建议家长多给孩子吃一些较坚硬的食物，多吃粗粮和高纤维素食品，如水果、蔬菜、玉米和坚果等，可以增加咀嚼刺激。

这不仅可以促进乳牙牙根吸收，使其自行脱落，还可以促进颌面部骨骼发育生长，使颌骨有足够间隙容纳替换出的比乳牙宽大的恒牙，从而避免拥挤错位。

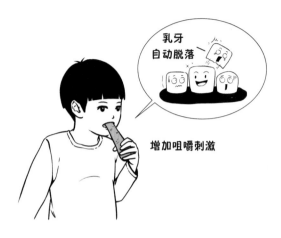

增加咀嚼刺激

纠正不良习惯

    替牙期也是孩子各种口腔不良习惯开始形成期，如口呼吸、吐舌、舔牙、偏侧咀嚼等习惯，容易导致孩子恒牙的错𬌗畸形，家长要注意观察，帮助孩子戒除不良习惯。

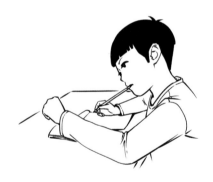

第二十八节 替牙时，乳牙迟迟不掉怎么办?

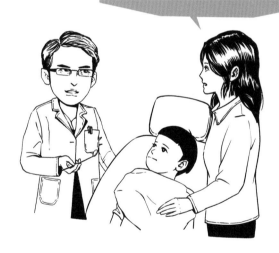

帅帅下面的门牙该替牙的时候却迟迟不掉，现在都成两排牙了！这可怎么办啊？

孩子的乳牙从 6 岁开始脱落，随后恒牙依次萌出。乳、恒牙替换过程中，乳牙下面的恒牙会从颌骨内向牙龈方向移动而慢慢萌出，这期间，乳牙牙根会受到压迫而逐渐吸收、消失，乳牙会松动、脱落。

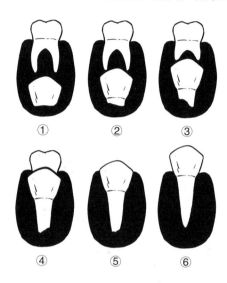

如果因为一些原因导致乳牙牙根未吸收或吸收不完全，往往就会发生恒牙已少量萌出，乳牙却总是不掉，医学上称为"乳牙滞留"。一般来说，下颌乳前牙最容易发生乳牙滞留，6～7 岁儿童最常见的就是下前牙"双排牙"。

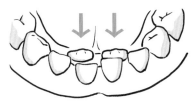

双排牙（乳牙滞留）

旧的不去，新来的没地方，就有麻烦了——新萌出的恒牙只能歪着长了。

因此，家长一旦发现孩子有乳牙滞留，有"双排牙"，应尽快去医院，拔除滞留的乳牙，给新萌出的恒牙腾出足够的间隙。

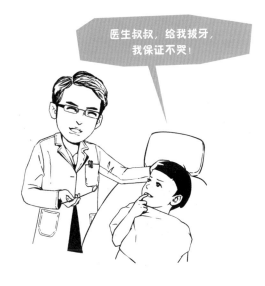

第二十九节　5岁孩子乳磨牙早失怎么办？

帅帅有个好朋友，刚5岁。他的乳磨牙坏了就去拔了，这种情况对恒牙就不会有影响了吧？

乳牙一直陪伴孩子从婴幼儿成长到小学毕业，乳牙走得早也不行，走得晚也不行，所以一定要保护好。

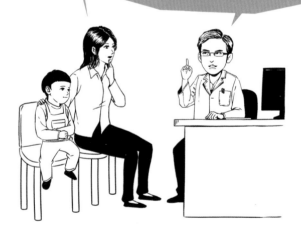

乳牙走得太早，也就是没到替换年龄就过早脱落，医学上称"乳牙早失"。

乳牙早失的原因主要有两方面：一是由于严重的龋齿、牙髓病导致乳牙无法治疗而被拔除；二是牙齿外伤脱落。

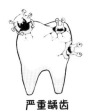

严重龋齿　　　　　　**牙齿外伤**

如果乳前牙早失，问题不大，因为前牙替换早，6 岁左右恒牙就萌出了。

乳磨牙换得晚，一般在 9～12 岁才替换，如果过早缺失，后果就严重了。乳磨牙早失的后果是缺牙两侧的牙齿可能会向缺牙处倾斜，导致缺牙间隙会慢慢地变小，当恒牙萌出时就没有位置了，会影响恒牙萌出，导致牙齿排列不齐。

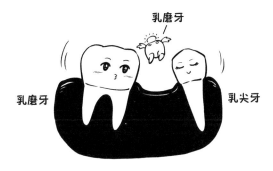

乳磨牙

乳磨牙　　　　　　　　　　　　　　**乳尖牙**

所以，如果乳磨牙早失，家长应尽快带孩子去医院，医生会给孩子做一个间隙保持器，维持缺牙间隙，帮助恒牙正常生长萌出，这点非常重要！

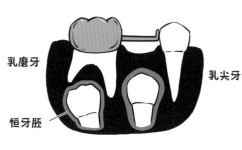

乳磨牙

乳尖牙

恒牙胚

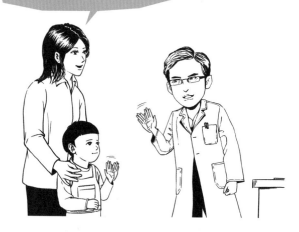

第三十节　为什么孩子的恒牙不整齐？

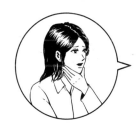

自打帅帅换了几颗牙后，牙齿就不齐了！这到底是怎么回事？用不用矫正一下？

别着急！乳牙比较小，数量也比较少，上牙、下牙各 10 颗，可以很宽松整齐地排列在孩子的口腔中，所以乳牙一般长得齐。但恒牙情况不一样。

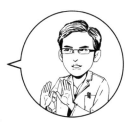

　　恒牙比乳牙个头大得多，乳牙脱落后的间隙小，往往不能容纳新萌出的恒牙，恒牙就会长得里出外进，排列不齐。

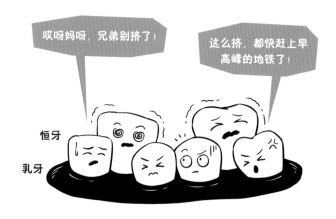

　　这种替牙期出现的暂时不齐，家长不要着急，随着孩子长大，面部和颌骨的继续发育，牙齿会自行调整，大部分都会排列整齐的。

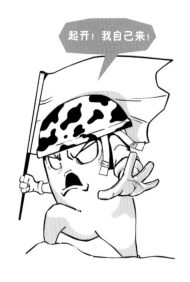

同时，过于精细绵软的食物不利于颌骨面部的发育，家长平时应该多给孩子吃富含纤维素的食物，啃水果、嚼蔬菜，多刺激牙齿咀嚼，既有利于恒牙萌出，又有利于促进颌骨发育生长，让萌出的恒牙有更多的空间，减少排列不齐。

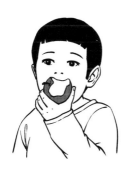

如果到了 12 ～ 15 岁，全部乳牙替换完了，恒牙仍然不齐，可以去医院进行牙齿矫正。

有些孩子在 6 ～ 8 岁替牙后，上门牙牙缝特别大，门牙呈现"八"字形朝两边歪着或牙齿排列不整齐，这是儿童替牙期间常见现象，家长可以先观察观察。

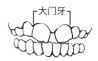

替牙期，6 ～ 8 岁

随着年龄增长，等到相邻的恒牙萌出后，牙缝有可能逐渐缩小、消失，排列整齐。

恒牙，11～12 岁　正常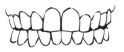

　　但如果相邻的恒牙都已经萌出后，上门牙之间依旧存有缝隙或排列不齐，这种情况需要在孩子 12 岁左右，所有乳牙替换完后，进行正畸治疗。

恒牙，11～12 岁　异常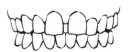

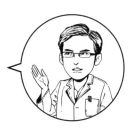

但是少数情况下，门牙牙缝过大是由于多生牙引起的，家长需带孩子去医院拍片检查。

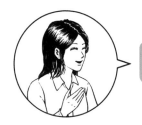

听您这么一说，我就放心了！原来恒牙刚开始不齐是因为太挤了！

第三十一节　窝沟封闭——六龄齿的保护神！

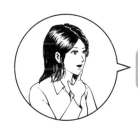

学校让做窝沟封闭了，窝沟封闭是什么技术啊？有什么作用？

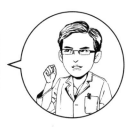

孩子在 6 岁左右长出来的第一磨牙（恒牙），也叫六龄齿。它萌出最早，也是最容易发生蛀牙的恒牙。

　　六龄齿作用非常重要，它牙冠最大，咀嚼面积最宽，好比一个石磨，可以把食物迅速碾碎，是吃饭嚼碎食物起主要作用的牙齿。

而且，六龄齿分布在颌骨上下左右四个中心地带，是牙弓的主要支柱，对孩子和面部正常发育有重要意义。

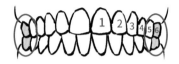

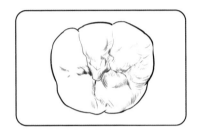

　　最最重要的是，六龄齿是恒牙，坏了之后，就没法替换了。

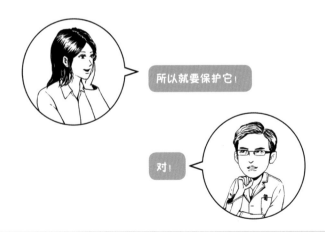

所以就要保护它！

对！

而且，六龄齿有致命弱点，它的表面坑坑洼洼的，这些坑坑洼洼的地方叫作窝沟，很容易存留食物残渣，也很难刷干净，时间久了，非常容易发生龋坏。

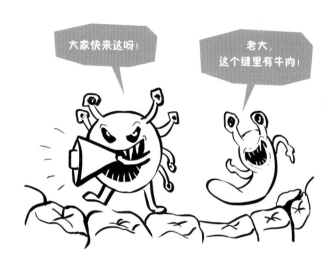

　　说到这，大家应该已经明白了，如果窝沟里没有细菌和食物残渣贮存，这里就不容易发生蛀牙了。

　　想要窝沟里没有细菌，只需把窝沟填平，让牙齿表面平整光滑。看它怎么藏食物？

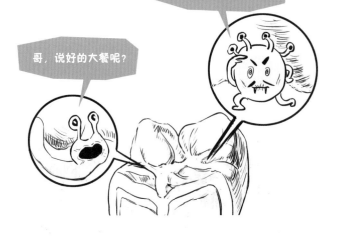

窝沟封闭，就是用一种特殊的胶水把牙上面坑坑洼洼的窝沟填平，这样一来，牙就很容易清洗干净了，也就不容易龋坏了。

尤其乳牙龋齿多的孩子，六龄齿长出来后，要尽快进行窝沟封闭。

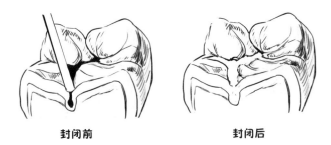

封闭前   封闭后

提醒宝爸宝妈，做了窝沟封闭也不是进了保险箱，还要注意饮食，持续做好口腔清洁。

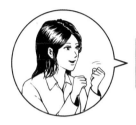

我懂了，窝沟封闭就是给牙齿镀一层光滑保护膜，杜绝食物残渣滞留在磨牙的沟壑里，我家帅帅现在做，正合适！

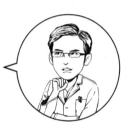

对，放心做吧！对宝宝牙齿健康有益的。

第三十二节 处理牙外伤，要争分夺秒！

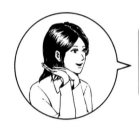

我学会了这么多口腔护理知识，对牙齿也有了更清晰的认知。最后还想请您再讲讲，如果孩子磕掉牙了，该怎么处理？

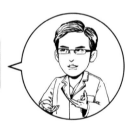

人在江湖漂，哪能不摔跤？孩子磕着了，嘴和门牙总是身先士卒——最容易受伤。

　　小孩子都活泼好动，打闹中出现跌倒、碰撞都可能会导致牙齿损伤。看到孩子流着血的嘴唇或磕掉的牙齿，家长一下子就不知所措了，慌乱中可能会错过拯救孩子牙齿的最佳机会！

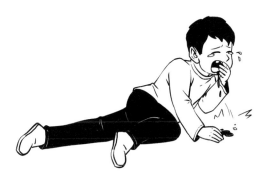

那么遇到牙齿外伤应该怎么应对呢？

孩子牙齿磕伤了带孩子尽快来医院是必须的。但是，请家长一定保持冷静，自己先简单检查一下看看孩子的牙齿磕成什么样了？磕到的牙齿是恒牙还是乳牙？

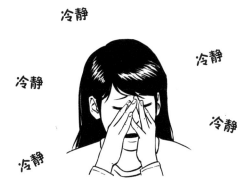

我们之前讲过，人的一生有两副牙齿。所以受伤的如果是乳牙，医生会在不影响恒牙发育的前提下尽量采取让孩子好接受的治疗方案。

如果乳牙摔脱落了，也不需要再植，毕竟乳牙就是人生的过客，我们的目的是希望它受伤后不影响恒牙的发育。

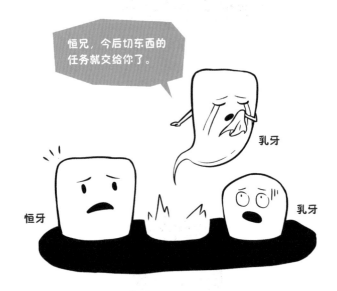

恒兄，今后切东西的任务就交给你了。

乳牙

恒牙

乳牙

如果受伤的是恒牙，一旦发现有折断的部分牙齿或脱落的完整牙齿，一定记得带着它，否则可能孩子就彻底失去它了。因为恒牙一生只有一副，是不可再生的。

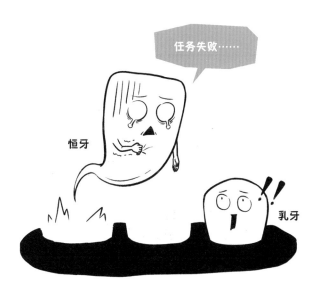

　　如果牙齿只是折断了一小部分，医生或许可以用特殊胶水给"粘"上。如果牙齿完全掉出来了，以下4步或许能让你脱落的恒牙"重生"。

　　第1步，如果条件允许，捏着牙冠部分立刻捡起来用生理盐水或自来水冲洗10秒钟，然后放回原位合上嘴立即去医院。这样牙齿重新"栽上（脱落牙再植）"的机会最大。

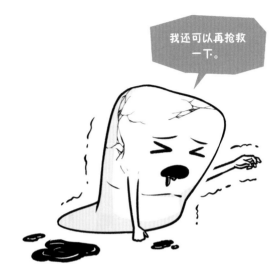

第 2 步，如果伤口太疼无法把牙齿放回去，就把它泡在生理盐水或冷牛奶里然后尽快就医。记住，一定要泡在"冷"牛奶里。

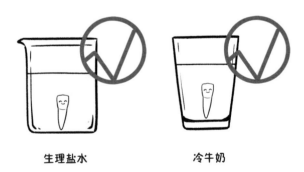

生理盐水   冷牛奶

第 3 步，如果没有生理盐水或牛奶，可以把脱落的牙齿放在嘴巴里，上下牙咬紧，把脱落牙固定在牙龈与颊部（腮帮子）的空隙中，要叮嘱孩子别把它咽了，保持咬紧牙，闭紧嘴唇的姿势，尽快就医。

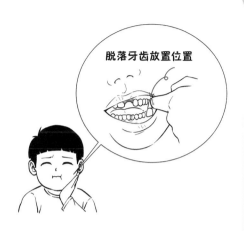

脱落牙齿放置位置

第 4 步，尽快去医院，时间越短越好，如果能 1 小时甚至 30 分钟内到医院把牙齿再植上，重新长上的机会更大一些。切记不要把牙齿泡在水里（自来水或矿泉水），也千万别洗干净后用手拿着或者用纸包着去医院，牙齿最怕的就是干燥！

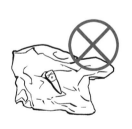

包在纸里

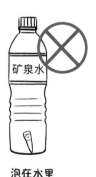

泡在水里

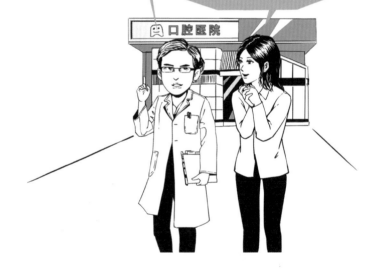

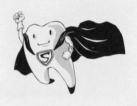